子どもの精神科医五〇年

OGURA Kiyoshi
小倉 清

論創社

子どもの精神科医五〇年　目次

子どもの精神科医五〇年

インタビュー構成　鳥飼新市

第一章　働く母親のための「こども園」でいいのか

1　子どもを主役にした議論を

――小倉清先生は、子どもの精神治療の先駆けともいえる米国のメニンガークリニックで働かれ、帰国後も関東中央病院で、さらには「クリニックおぐら」を開設されていまも臨床の場に立っておられます。本当に長く子どもたちの心の問題や母子関係の問題と向き合ってこられたわけですが、そのご経験を通して小倉先生が考えていらっしゃる、子どもたちがいま置かれている状況、子育ての現実などについて、いろいろおうかがいしていきたいと思っています。

小倉　はい。どうぞ、よろしく。

――小倉先生のお考えにたいへん共感されている、網谷由香利さんにも心理の立場から参加していただいています。ときどき質問にも加わってもらいたいと思います。

網谷　よろしくお願いします。

――では、さっそくですが、二〇〇六年度からスタートしている、いわゆる「こども園」のことから、お話しをうかがっていきたいと思います。

小倉　私、こども園のことは、あまりよく知らないんです。要するに、厚生労働省の管轄である保育所と文部科学省の幼稚園とが合体するという……

――はい。合体して、結局は幼稚園でも子どもたちを見る時間が長くなるし、保育所でも幼児教育をするようになるんです。

小倉　でも、片方の幼稚園は給食が必要だとか、もう片方の保育所では運動場が必要だというので、なかなかうまくいかないところがあると聞いていますね。

――どんな体制にするのかいろいろ議論があって、難しい問題を調整して、非常にわかりにくい複雑な形でスタートするようです。その概要を見てみますと――

こども園は、保育と幼児教育の両方を担おうというシステムで、民主党は二〇一五年度から「総合こども園」（仮称）の制度を導入させようとしていたが、さまざまな政局的判断から断念。現行の「認定こども園」のままとすることを決めた。認定こども園には、四つのタイプがある。

＊幼保連携型（認可幼稚園と認可保育所とが連携して一体的な運営を行う園）

＊幼稚園型（認可された幼稚園が保育所的な機能を備えた園）

＊保育所型（認可された保育所が幼稚園的な機能＝幼児教育を備えた園）
＊地方裁量型（認可のない地域の教育・保育施設が認定こども園として機能を果たす園）

総合こども園がスタートすると左記の五つのタイプの施設ができることが考えられていた。

＊総合こども園（〇歳から五歳児をあずかる園）
＊総合こども園（三歳から五歳児をあずかる園）
＊保育所型こども園（〇歳から二歳児をあずかる園）
＊幼稚園型こども園（三歳から五歳児をあずかる園）
＊指定をうけない幼稚園（三歳から五歳児をあずかる従来とおりの幼稚園）

このうちのこども園では、幼稚園の機能として三歳児以上の子どもは四時間程度の幼児教育がある。さらに保育園の機能としては、保育時間が短時間（約四時間）から長時間（約八時間）まで選べるようになっている。幼保一体化の「こども園」にこんなにも種類ができたことで、保護者にどのタイプの園を選べばいいのか戸惑いがうまれるのではないかと危惧されている。

網谷　こども園制度が大人の理屈で議論されているだけで、けっして赤ちゃんの視点から議論されていないところに大きな問題があるという気がします。

小倉　それは私も同じ意見です。

――どうも、こども園の発想のスタートは、保育所が足りないというところにあったようですね。それで幼稚園が保育所の役割もになえるようになったら、保育所の空きを待つ待機児童の問題も解決できる、と。

小倉　これまでも「保育所が足りない」「保育所をつくれ」と言う声は大きかったわけですけど、それは「働くお母さんのために」ということなんです。

――子どものためじゃない。

小倉　そう。子どものためという視点や考えが入っていない。そこが問題だ、と私は思います。たしかに、いまの時代、主婦の七割、八割が働いている現実があるので、あまりそんなことを言っても仕方がないのかもしれませんが、でも「働くお母さんのために」と言うのはやめてもらいたいと思いますね。

――「子どものためのこども園」と言うならまだしも……

小倉 そうです。それならそれで、子どもが主役でいろいろ考えられるかもしれない。だけど、いまのところはお母さんを主役に考えているわけでしょう。

網谷 そうですね。

小倉 だから現実をみても、保育所や幼稚園は登園する時間や帰る時間が決まっているじゃない。朝は、一定の時間に連れてくる必要はあるのかもしれないけど、帰る時間が問題なんですよ。

——子どもを迎えに行く時間ですね。

小倉 そう。それは、お母さんの仕事の都合次第なんですよね。会社が子育てのことを考えて、そうそううまくやってくれる保証はないわけですよ。そうするとしばしば、お迎えが八時とか一〇時とかになる。普通、保育所は六時までと言うけれど、六時になんか帰れるわけがないんでね。ひどい場合は夜中になったりするでしょう。そうすると、なかにはポケットマネーで子どもに晩ご飯食べさせてとか、お母さんがくるまで何かお菓子を買ってとかということをする保育士さんもいるわけね。それくらい長く接していると、子どもに対して愛情をもつようになるわけです。

でも本来は、お母さんがそういうことをすべきでしょう。子どもとしては困ると思うんだよね。

――困る、ですか？

小倉　子どもは本当のお母さんにちゃんとお世話してもらいたいし、お母さんといい関係にならなければならないわけです。だけど、ずっと保育士さんと接していたら、こっちの関係のほうが重きをもつようになってくる。そういうことの結果がどうなるかですよね。

――なるほど。〇歳から保育所にあずけられるようになって、いま先生が言われたような環境になったら……

小倉　生まれて四カ月とか半年とかであずけられて、ね。働くお母さんのなかには、二カ月であずけた、という人もいる。そうなると、赤ちゃんにとってはいったいどっちが「お母さん」なのかわからなくなるということになるね。

――それは、たしかに困りますね。

2　極端な集団保育の結果とは？

網谷　赤ちゃんのときから集団に入れられると、集団に適応するというスキルを身につけないと自分の居場所がなくなるわけですよね。小倉先生は、イスラエルのキブツ（共同村）とか旧ソ連のコルホーズ（集団農場）とかの幼児教育の状況も、実際に見てこられていますよね。

小倉　ええ、見てきました。

――やはり小さなときから集団で長時間保育するんですか？

小倉　そう。イスラエルのキブツというのは集団保育だったのね。そこで育った子どもたちが大きくなったとするでしょう。みんな兄弟みたいな関係だから、結局、恋愛に発展しないんだよね。年ごろになっても。

――同じキブツで育つとですか？

小倉　お互いが恋愛感情をもてない。それが大問題になったんですよ。無事に結婚してもセックスができない。そんなことになってしまうんだね。それで、これはいかんということになって、改革されていったんです。私が見たときのキブツの場合は、一カ月だったんじゃないかな。一カ月に一回、会うだけなんだよね。

――親と、ですか？

小倉　そう。親とひと月に一回しか会えない。親たちは集団で農場や工場で働いているわけですね。それで一カ月に一回だけ親子が、カビ臭いような場所で一晩過ごすわけです。そういうとんでもないことがあったんだね。

これではいかんというので、いろいろ工夫をすることになるんだね。そうするようになるのに、二〇年とか二五年とかかかった。そこで育った子どもたちが大人になったときに、とんでもないことだということに初めて気がつくんだけど、それでは遅すぎると思うんだよね。

それからロシアのコルホーズ。これも集団農場で、そこでも同じようなことが起こっていたわけですよ。中国の人民公社でも、まったく同じことなんだよね。

―― こども園も同じようになる?

小倉 うん。

―― 「お母さんのためのこども園」という限りは……

小倉 キブツやコルホーズのように極端ではないかもしれないけれど、子どものためじゃなくて、お母さんのためにということで考えているのなら危ういと思いますね。そういう外国でうまくいかなかった例に、どうして文科省なり、厚労省なりが気づかないのかと思うんだよね。だって、ああいうところには日本の大使が行っているはずでしょう。そういうことを見たり、聞いたりしないのかね。いったい大使、アンバサダーって何をするんだろう、と思うね。

網谷　お母さんのためにといっていても、結局、お母さん自身も苦しむことになると思います。

小倉　将来はね。

網谷　予算だって目先のことだけで振り分けられて、それで園舎を建築したり、運動場をつくったりということをやっているわけでしょう。全部、大人たちの都合でやっていて、だけど子どもたちの未来は誰も考えていない感じがします。

小倉　さっきいったかもしれないけど、保育所や幼稚園の先生たちは、この子たちは将来、きっと具合が悪くなるということは見えている。経験上、わかっているんだね。でも、そんなことを言ったらえらいことになるから黙っているしかないんです。幼稚園の経営の問題も絡んでくるでしょうし、ね。

網谷　予算とか、補助とかというお金ですね。

小倉　私は、幼稚園の先生たちや保育所の保育士さんたちの勉強会にもよく行くんだけど、彼女たちは、訴えたくてしょうがないんだ。親が子どものお世話をちゃんとしない。そういう子どもはどうなるかという、たくさん例を知っているわけですよ。

――うちにはこういう子がいますと。

小倉　そう。いままでああいうことがあった、こういうことがあったって。それでその子たちが巣立って行って何年かたってみて、〝やっぱり具合がわるくなった〟という例をいっぱいもっているわけですね。それを誰にも言えないでいるわけだから、私が勉強会に行ったら、もう堰を切ったようにそんな話ばかりになるんです。

幼稚園や保育所の先生たちは本当に子どもの将来を心配しているんだね。いま現在もいろいろ悩んでいる。子どもたちを見て心を痛めている。だからポケットマネーでもいいからおやつを買ったりするわけね、かわいそうで。

――でも、そういうような保育士さんたちの知識を蓄積して、子どもたちが直面している〝危機〟や〝変化〟みたいなものを未然に防ぐというようなことにはならないんですか？

小倉　園長先生が「絶対、口外してはいけません」と言うわけ。「どこへ行っても、そういうことを言ってはいけません」と。

網谷　つまり、そういうふうに子どもへの影響があるなどということが知れ渡ると、○歳児を預ける人がいなくなるかもしれない。それは経営論からするとマズいことになる、ということですね。

小倉　私の兄貴は歯医者なんです。その兄貴が、虫歯をなくすキャンペーンをやっていたんです。甲府で開業しているんですが、地元のテレビや新聞で一生懸命やっていたのね。そうしたら同僚から、「おまえ、何をやっているかわかっているのか」といわれたというんです。それと似たような話ですね。

──そんなことをしたら患者がこなくなるじゃないか、と。

小倉　それと同じ。園児がこなくなる。これは精神科の医者も同じかな。いま問題になっている、ちゃんと患者さんを診ないという。あるいは、子どものときに問題があって、そのことがやがて病気になっていく原因だという見方を否定するというのは、そういうことなのかもしれない。

網谷　患者さんがあふれた状態のままにしておきたいという……

小倉　自分たちの生活がかかっているから。

網谷　いやですね、それは。

3　育児は、本来、幸せで楽しいもの

――たとえばいまの日本社会では、母親も働かなければ生活ができないという現実があるわけです。そのとき、子どもは、女性が働くという角度から見ると足手まといになることもあると思います。

小倉　そう。でも、それは、たとえば携帯電話と同じなんだよね。

――携帯、ですか？

小倉　うん。いろんな便利なものがどんどん出てきた。それを欲しいと思う。そのためには働かなくてはならない。こんなものなかったら、別にそんなに働こうと思わないんじゃないか。

――そういう意味では、社会がつくり出す〝欲望〟に踊らされている部分もある。

小倉　もちろん生きて行くためにどうしても働かなければならない人もいると思います。

――そういう場合に子育てとの両立をどうするのか、ということですよね。

網谷　少なくとも子どもが〇歳とか一歳の間は、母親が子どもの側についていなければな

らない。赤ちゃんは一人では何もできないんですから。

小倉　フランスなんかは、子どもが三歳になるまでは政府がいろんなお金を出すんだよね。お母さんが子育てに専念しても暮らしていけるように、お金を出してくれるんです。

――フランスなどでは、育児休業していても元の職場に戻れるんですよね。しかし、日本では戻れないですよね、三年も休むと。

網谷　そこが問題なんですね。

小倉　でも埼玉県の県庁の職員で、三年間子どもを育てて戻った人がいたという話を聞きました。

――女性ですか?

小倉　うん。例外か何か知らないけど。

――でも、本来なら日本もそういうことが当たり前の社会にならなければいけないのだと思います。

網谷　けれども、仮に社会全体がそういう形になったとしても、心理的に健全な母親じゃないとしたら、結局は子どもへの影響は同じだと思います。

――健全な母親といいますと?

網谷　簡単に言えば、自分が子育てをさせてもらえるということを喜び、感謝できる母親です。いまのお母さんたちを見ていると、育児は大変なものだと思っている人が多い気がします。社会制度が変わって、たとえ元の職場に戻れるという保証ができても、お母さん自身が「育児が大変」と思っていると、言葉で言わなくてもその気持ちは赤ちゃんに伝わっていきます。これが赤ちゃんをすごく傷つけてしまうわけです。

だから、育休の後も職場に戻れるという保証ができるだけでは、健全な子育てを一〇〇パーセント保証するとは思えない。育児はけっして大変ではないということを伝えていかないと、赤ちゃんはたまったものではないと思う。

小倉　赤ちゃんのお世話をするというのは、その時期しかないんだよね。後からやろうと思っても、もうできない。

網谷　そうですね。子育てって面白いことがいっぱいあるはず。だけど、そこがぜんぶ削除されて、いかに大変か、苦労しているか、そういうことばかりが強調される。それを聞いた人たちが、「そうよね」「そうよね」と言って、「大変」と言えば言うほど、世間からすると育児を一生懸命やっているかのごとく見られる。でも、じつはそうじゃない。「大変」という言葉の裏には、子育てを楽しめていないという自分の心理的な状態が反映されているわけです。それで知らず知らず赤ちゃんを加害者にしてしまい、自分にこんなに大変な思いをさせている存在として赤ちゃんを憎んでしまう人までいるのです。

―― この子が私を大変にさせているんだ、と。

網谷 そうです。

小倉 ホントは、自分を大変にさせているのは自分なんだけどね。

網谷 その通りなんです。ほんとは自分が大変で、赤ちゃんではない。育児が大変なのではなくて、自分が生きるのが大変なのです。育児は、本来は幸せで楽しいはずです。赤ちゃんって、理屈抜きで素晴らしい存在ですから。

―― その思いこそが、まさに子育ての前提なんだということですよね。

網谷 そう。そんなことは、本来、言葉にしなくてよかったのだと思います。私たち人間にとって、当たり前のことだった。それが、どこかでおかしくなっちゃった。お母さんがなんで働くかというと、生活が大変だからという。あるいは、女性の社会進出が大変だから。でも、じつはそうじゃなくて、赤ちゃんといるより外に出たほうが楽だから、という現実もなかにはあるんですよ。

―― 育児を大変と思ってしまう。

小倉　そんな気持ちがあると、本当に赤ちゃんと向き合うということがなくなるのかなぁ。赤ちゃんに、本来なら備わるべきものが備わらないということに、最終的にはなっていく。

網谷　そう思います。だって、生まれて数年は、お母さんに守られるというのは必要不可欠ですから、人間の赤ちゃんとして。

4　幼児期の体験が人間の基礎になる

――いま赤ちゃんに本来備わるべきものが備わっていかないというお話がありました。その備わるべきものというのは、本来、人間として備わっていなければならないもので、しかもその時期でなければ身につかないというものですか？

小倉　そう。その時期にしか身につかないものがあるんです。

――たとえば、それはどんなものですか？　他者への思いとか？

小倉　他人と分かち合うような気持ちとでもいうのかな。

――幸福感とか……

網谷　とにかく、自分が絶対的に世の中の中心の存在だという体験が赤ちゃんの時期にあれば、何歳になってもそうした感覚が心の中にあるわけです。

――いわゆる自尊感情みたいな、自己肯定感みたいなものですね。

網谷 そうですね。そうともいえるかもしれないのですが。

小倉 いってみれば、そういうものが人間としての基礎になるんです。

網谷 基礎ですね。建築の基礎がない建物とある建物の違いです。基礎がないものは、ちょっとの地震でも崩れてしまうわけです。

小倉 テレビで観たんだけど、フランスにモン・サン・ミッシェルってあるじゃない。きれいなお城です。この城は九〇〇〇年もかかってできているというんですよ。七世紀に着工されて、九〇〇〇年かかって現在の姿になっている。どんどん付け足して、いまの形になったわけだけど、どうやって上ができたかというと、最初にできた部分の基礎工事の図面があったからだというんです。基礎工事の図面がなければできなかったということです。

――それと子育ては同じだということですね。

小倉 同じ、同じ。幼いときの体験って、家で言えば基礎工事なんだ。基礎は土の中につくられていて、家ができてからでは見えないわけだ。どんな基礎があるのか、みんな知らないわけ。だけど、それがなければ、増改築はできない。人間でいうと基礎工事に当たる部分が赤ちゃんから幼児期の体験になるんです。

網谷　それって一番大事な部分ですね。何十歳になっても基礎ができていないと、おかしくなっていくんですから。

小倉　そう、家の基礎工事に当たる時期に手抜きしたら、将来どうなるか。

網谷　ちょっとの地震でも崩れる。

――　地震を人に当てはめれば、少しのストレスとか、人間関係のこじれとかになりますか？

網谷　そうです。そういうことが引き金となって崩れてしまう。しかし、いくら地震が悪いといっても解決しないわけです。

小倉　治療というのは、手抜きされた基礎工事をもう一回見直すということになるわけですよね。

網谷　そうですね。見えないところですよね、外からの目では。

小倉　その人の歴史を知るということは、つまり基礎工事を知るということなんですね。その基礎をつくるのが、幼児期です。人間の場合、とても未熟な姿で生まれてきます。だからこそ、お母さんのお世話を受けないではいられない。そのお世話を受けているなかで、人間としての基礎がつくられていくのです。これは、いくら時代や社会が変化しても変わらないことだし、変えてはいけないことなんです。

――その基礎ができていないと、上部構造に影響が出てくる、と。

網谷 そうです。最悪の場合、生きていけなくなることもあるのです。

小倉 だから、私は、その基礎の部分をみるのが精神科医の治療の根幹なんだと思っているわけね。それで、私の診察だと、期せずして最初から子どものときの話になっちゃう。

――期せずして？

小倉 期せずして、患者さんのほうからしゃべり出す。

網谷 じつは目には見えないけれど、先生のほうから発信しているんですよね。

小倉 そうね。私の心の中にそれがあるものだから、それが何か伝わるんだね。だから、「昔の話をして」と言うわけではなくて、なんだか自然にそういう話に展開するんだよ。たいていみなさん、泣き始めるね。泣かない人はほとんどいない。

第二章　幼児期を過した和歌山・新宮町

1　自然豊かで民度も高かった新宮町

――第一章では幼児期こそが人間の基礎になるというお話でしたが、ここでは小倉先生の〝基礎〟にあたる、生い立ちから幼児期、少年期のご様子を聞かせていただきたいと思っています。先生は、お生まれは何年になりますか?

小倉　私は昭和七年、一九三二年九月一〇日生まれで、今年八〇歳になるかな。

網谷　乙女座ですね、先生。

小倉　そうそう、乙女座です。

――お生まれはどちらですか?

小倉　私の生まれた町は和歌山県の新宮という所です。私が生まれたときは新宮町（市制施行は一九四二年）といっていたね。まだ人口が少なかったんでしょう。その後、新宮市になったんだけど、私が何歳の時に市になったかはちょっとわからない。小学校に入ったときもまだ新宮町でした。

――ご長男ですか。

小倉　私は八人兄弟の五番目。五番目だけど、一番下の弟が一歳半ぐらいのときに、当時、疫痢と呼ばれていた致命的な病気で亡くなりました。いまごろ疫痢や赤痢で死ぬ人などいるわけがないんだけど、あの当時は薬がなくてね。一番下の弟が亡くなったのは、私がもう小学校に入っていたころでしたね。その弟のことはよく覚えている。

だから八人だったけど、正確には七人と言っていいかな、弟が早く死んじゃったからね。大家族で、しかも八人の兄弟で育つというのは大変なことなんだよね。たとえば食事のとき、わが家はおじいさん、おばあさんもいたし、お手伝いさんもいたので、一三人から一五人くらいの食事なんだ。だから、食事ごとに戦争なんだよ。食卓におかずの盛り付けがいくつか分かれて出てくるんだけど、それを部屋の向こうで見ていて……

——何人分かずつが大皿に盛られて出てくるわけですか？

小倉　そう。それで、まず大皿に盛られている量がみんな等しいかどうかを見るわけね。そして、みんな少しでも多いほうに近づいて行くわけです。しかし私の戦略としては、多いのを狙ってもいいんだけど、私は五番目だから、まず少ないほうから行く。少ないほうから行って、全体を見ながら、自分の前の皿が減ってきたら、だんだんと移動して残っている皿に集中的に行くという調子で、そういう戦略を幼いときから身につけていた。

網谷　生きる戦略ですね。

小倉　そう。兄弟の誰かが何かを「回してくれ」なんていっても、私は回さないわけ。ほかの兄弟は「回してくれ」と言ったら素直に回しているんだけど、私自身は回さないで、聞こえなかったようなふりをして、なるべく自分のまわりにたくさん食べ物を集めておくという。あれはでも良かったと思う。あの体験は、その後、私に大変利益を与えてくれていますね。

網谷　いかに生き抜くかという側面で、ですよね。

小倉　まず自分が大事。自分を生かして……

網谷　余裕があれば、他者《ひと》のことを、ですね。

小倉　まったくその通りで、余裕があればほかの人に行くという。兄弟が多いと機会は均等に与えられているわけだから、自分の戦略を最大限に利用するということです。ほかの人に譲ったりするのはまずい、と。利他主義なんていうのは駄目で、まず自分が先。ほかの人がどう自分のことを思おうと、まず自分を大事にすることが第一だと思ったわけだよ。

――ご実家の家業はなんだったのですか？　新宮だから材木商か何かですか？

小倉　おじいさんは、大きな材木屋さんの番頭だった。だけどおじいさんという人が謹厳実直で、ウソをつけない人だったんです。そんな人を番頭にしたということを見ても社長さんの目はどうかしていると思うんだけど、結局、その材木商はつぶれちゃうんです。大きな材木商だったらしいんだけどね。その後、生活はだいぶ厳しくなったみたいです。

―― はい。

小倉 ちなみに新宮という所は、紀伊半島の突端にあるんです。海に面している。山もあるし、熊野川という大きな川が流れている、山と川と海がある小さな町です。山奥から木を切り出して、それを関東に送るわけです。昔は、城をつくるときに、大きな岩を切り出して関東に送るということもしていたらしい。そういうふうなことだったので、こんな辺鄙な所にいながら、この町の文化は江戸と直結していた。だから、しょっちゅう江戸の人も船で来ていたんです。新宮という町は関西の一部ではあるんだけれども、奇妙なことに関東、特に江戸の文化が栄えていた。ここは関東の言葉が入ってきていたんですね。実に不思議な所です。

江戸の人たちがきた海は紀伊灘というんだけど、そこは海の難所で、よく外国の船が通っていて難破した。

―― 明治二三（一八九〇）年にトルコの船が難破したというのは有名ですよね。和歌山県串本町の樫野埼灯台そばにはエルトゥールル号殉難将士慰霊碑およびトルコ記念館が建っています。

小倉　そうそう。いまでもトルコとは交流があるんだけれども、そういうふうに外国の船が何度も難破しているんです。沿岸に泳ぎ着いて助けられた外国人がたくさんいて、新宮の町にもきた。だから私は、幼いころから外国人との交流がたくさんあったんです。漂流した人のなかには宣教師もいたわけで、新宮という町は日本でキリスト教が伝わってきた、ごくごく初期の町だともいえるんです。

私のおじいさんも、宣教師と巡り合ってクリスチャンになった。その当時は非常に珍しいことにプロテスタントです。プロテスタントの教会としては、新宮教会というのはたぶん、日本で最初にできた教会のひとつじゃないかな。おじいさんは、すごく熱心なクリスチャンになったので、外国の人たちとの交流がどうしてもあったんです。私の家は、伝統的にそういう雰囲気が流れていたんですね。

――　そうなんですか。

小倉　私の父親は十一人兄弟です。

――　十一人、ですか⁈

小倉　そう。その十一人兄弟のうちで、私の父親以外の人はみんな、外国で生活した経験があるんです。たんに外国に行ったことがあるというだけじゃなく、長期にわたって生活した経験がある。だけど私の父親だけは、おじいさんを思って行かなかった。おじいさんは最後はがんで亡くなるんです。私の父親は三男だけど、長男、二男はみんな外国に行っちゃったから、おじいちゃんのお世話をするということで残ったんだと思う。

——はい。

小倉　たしか明治三五、六年だと思うんですけど、父親は二十いくつかで歯医者になって北海道に行ったんですね。北海道の札幌の病院に勤めた。なんで北海道に行ったのか。なにか悪いことをして逃げたのか、それはわからないけれどね。その当時でいうと、北海道なんて、外国よりも遠かったかもわからない。列車もあんまり本数がなかったと思うし、札幌ね。二年間だけだったらしいんだけれども、なにか考えがあって行ったんだろうね。札幌の小さな所で勉強したらしい。有名な先生がいたから行ったのかな。そこはちょっと知らないけれどね。

私の父親の兄弟は一人が牧師になった。さらに私のおばに当たる人が牧師と結婚していて、だから親戚に牧師が二人いるわけだよ。あとは大学の教授だとか。あの当時としては珍しい人たちが出ているんですね。
だから私の家はクリスチャンということで、聖書があって、なんだか知らないけど外国語の本がいくつもあって英語が飛び交うような家だったわけ。英語しか話せないようなお客さんがきたりして、そういう環境の中で私は生まれ育ったんだね。そういう意味では新宮はうんと田舎ではあったけれど、江戸文化には接していたし、外国の文化にも接していたという非常に特殊な所で私は生まれたと思うのね。

2 厳しい母と優しい父と

——お母さんは、どんな方だったのですか？

小倉 私の母親は六人兄弟でしたね。和歌山県に御坊という所があります。母親は、そこで生まれ育った人で、教会を通して父親とお見合い結婚することになったんじゃないかと思います。母親は、昔の女学校の教師でした。東京の共立女子専門学校、いまの共立女子大学ですが、そこを出ているんですね。私の父親も共立の近くの水道橋の脇にある……

——東京歯科大学ですか？

小倉　東京歯科大、そこを出ているんです。昔は専門学校だったそうですね。母親は共立女子専門学校に行くときに信玄袋一つ担いで町を出た、という話を聞いています。それ一つ担いで行った東京で、鳩山薫子さん（鳩山一郎元首相の妻。鳩山由紀夫、邦夫兄弟の祖母）とか、羽仁もと子さん（自由学園創設者）とか、母親はそういう人たちと交流があったようです。それで帰ってきて女学校の先生になった。昔の女学校って厳しかったんですよ。だから私の母親は、親戚の中で一番厳しい母親だった。近所でも、親戚の間でも、子どものしつけに対しては非常に厳しいということで有名だったんです。私も子どものころ、なんで母親はあんなに厳しいんだろうと、しばしば思いましたね。

――どう厳しいんですか、具体的には？

小倉　家の決まり事があって、絶対それに従わなければ駄目なのね。従わないと食事を与えられない。食事を与えられないというのは、当時は大変なことだったんです。いまは「食事なし」といったってなんてことないかもしれないけれど、あの当時は、食事なしというと、えらいことだった。いつもお腹をすかせていましたから。

――子どもにとっては一番の罰則でしたよね。一番効きましたね。

小倉　効いたね、子どもには。

――その決まり事ってどんなものだったのですか？

小倉 もう忘れてしまったけど、あいさつとか、しぐさとか、母親が「こうしなさい」と決めたものですね。ただ、ありがたかったのは食事のときは無礼講だったことかしらね。

――だから食事のときには知恵を働かせて人よりも多く食べられたわけですね。

小倉 そうなるね。どうしてだか食事のときの私の態度については、あまり叱られた覚えはないんです。だけど、約束事とか、家の決め事を破るとえらく叱られた。

それから学校の元教師ということもあったのか、勉強ということには厳しかったですね。私は勉強が大好きだったので、勉強について叱られることはなかった。でも、私の兄貴や姉は叱られたりしていたね。私は叱られるのが嫌だからじゃなくて、大好きでやっていましたね。勉強することが、面白くて、面白くてしょうがなかった。ちょっと時間があると、すぐ勉強していたので、私は母親のお気に入りの子でしたね。あまり気に入られるのもちょっとまわりに対しては遠慮だったけど、私は両親には恵まれたと思っています。

――はい。

小倉 母親は厳しかったけど、父親はとても優しかった。私は、父親の優しさを、すごく感じていましたね。だから、ずっと後の話になりますけど、父親が死んだときに私は非常に悲しかった。死んで六カ月くらい、悲しくて悲しくて何も手につかなかった。

——それは先生がおいくつのときのことですか？

小倉　私が五十代半ばのころです。父親は九二歳でした。私は自分でも驚きました。こんな年で、こんなに寂しいと思うのか、と。自分で自分が「変だな」と思うくらい寂しかった。ところが母親のときは違ったんです。母は一〇年ほど前に一〇一歳で亡くなりました。私は七〇歳近かったけど、ぜんぜん悲しくなかった。ひとつは厳しかったからかなと思うんだけど。でも一〇一歳まで生きたから、もういいというのもあったと思いますね。

——天寿をまっとうした、というお気持ちですよね。

小倉　そういう気持ちがあったのかもしれません。

あと私の家は親戚が多かったから、したがっていとこも多かった。だから毎年夏になると、いとこたちとその家族全員、八〇人ぐらいが二軒の家を借りて、海岸の近くで二カ月合宿するんだ。八〇人の人がごろ寝するわけです。その中で私が一番の悪で、「おまえはワルだったな」と、ずっといまでもいわれる。悪っていっても、私は元気だっただけで、悪いことはしなかったと思うんだけどね。

——ご当人は、どなたも、そうおっしゃいますよね（笑）。

小倉 だけど私の場合は真実だ（笑）。私は、いつも跳びはねていたんだよね。そのころ毎朝、おツネおばさんという魚屋さんが、たらいを二つつけた天秤棒を担いで魚を売りにきていたんです。たらいのふたを開けると、水が張ってあって、その中にいろんな魚がこんなになっているんだね。母親がそこからいい魚を選ぶわけだけど、おツネさんがもってくる魚はピチピチしていてすごく元気なのね。太刀魚なんて銀色に輝いて、素晴らしい魚だった。そのおツネおばさんが、私のことを、「あんたは取れ立ての魚みたいだね。いつもピチピチ動いていて」と言うんです。だから、そういう子どもだったんでしょう。

3　人には三歳以前の記憶はないのだろうか

網谷 先生は、とてもイキがいい子どもだったのですね。

小倉 うん、そう。それで話はいろいろ前後するけど、私は八人のうちの五番目なんだけど、五番目の私のときに母親はおっぱいが十分に出なかったんだね。これは後で聞いた話なんだけど、ちょうど筋向かいに鈴木さんというおうちがあって、その家でも私と同じ時期に赤ちゃんが生まれたんです。ヒロちゃんといったんだけど、私はヒロちゃんのお母さんのおっぱいをもらい乳したわけです。

そのヒロちゃんのお母さんは若くてきれいな、色の白い人だったね。よく覚えている。当時、もらい乳をするというのはなにか恥ずかしいことらしくて、まわりには教えなかったようですね。それで私はそのことを後になるまで知らなかった。だけど、うんと幼い時から、私はヒロちゃんのお母さんになんとなく惹かれていたのね。変な気持ちをもっているな、というのは自分でもよくわかったんだ。

――エロスということですか。

小倉　そう。何であのお母さんにこんな気持ちをもつのか、その理由がわからない。ずっと不思議だなと思っていたんです。ヒロちゃんという人は、色の真っ白な、わりと体の大きな頭のいい少年だったんです。私は、あんな素晴らしい同級生に焼き餅を焼いて、それでヒロちゃんのお母さんに特殊な気持ちをもつのか、などと考えてもみたんです。でも、それでも説明がつかない。なぜだろう、とずっと思っていた。

ところが、ヒロちゃんのお母さんは、その当時はやっていた肺結核になって、早く亡くなったんです。亡くなって、お葬式になった。そのとき、私は中学生だったんだけど、誰かが私に「あんたは、あの人からもらい乳をしてたんだよ」とささやいた。

――そのときに、もらい乳していたとわかったんですか。

小倉　うん。それで昔からあった妙な気持ちは、そういうことだったのかと、初めて納得がいったわけです。だから、私にしてみると赤ちゃんのときの授乳の体験は、その人の中に何かを残すんだということは、自分の体験としてわかったわけだね。あんなに特殊な気持ちを長い間もち続けるというのは、普通のことではないでしょう。よほどのことがなければならないと、私は思っていたわけです。

――なるほど。

小倉　そういうことがあってかどうかわからないんだけれども、私は生まれて三、四カ月くらいからの記憶がポツポツとあるわけですよ。

――えっ⁈　どんな記憶なんですか？

小倉　廊下の板の色とか、輝きとか、そういうものですけど、寝ていて体を動かされると光も動くでしょう。

――布団に横になっていて、ということですよね。

小倉　そう。寝ている位置を動かしてもらうと当然、頭も動くでしょう。すると、目に入ってくる光る所も変わるわけだね。色や輝きが変わる。それが不思議だなと思ったのをよく覚えている。それから物の触感ですね。自分で触ってみて、ここはツルツルしているなとか、ツルツルしているけど、ここは少し感触が違って、あれ？　何だろう、という。そういうことを覚えている。

――すごいですね。

小倉　自分で体を動かすことができるようになったら、目の位置によって物事が違って見えるということがわかる。いうなれば視点を変えれば物事が違って見えるという、その原点だね。視点というのは大事だということを、私は自分の体を使って知ったということですね。

――三カ月か四カ月で……

小倉　いや、これはもっと経ってからね。一歳近かったんじゃないのかな。なるほどと、いろんなことをとても感心して見ていたという記憶がありますね。そういうことは、いまでも影響が及んでいるんじゃないかな。たとえば視点を変えるとどうなるかということですね。どうしてそんなことを思ったのかわからないけど、いろいろなことを考えていたんですよ。手や指、足なんかを自分で動かそうと思ったら動くでしょう。これなんかも不思議だった。

――親指だったり中指だったり。

小倉　うん。この指を動かそうかと思うと、その指が動くわけだから、これも不思議なことだなと思っていたね。それは一歳前後だと思う。そういうふうに動く人間の体って何なんだろうと、よく思ったね。そういえば一歳の誕生日のこともよく覚えているな。栗饅頭をお祝いにもらったのね。それをつかもうとするんだけど、逃げていくんだ。

――栗饅頭がつかめないということですね。

小倉　手が小さいから、饅頭が逃げていくわけです。いくらやってもつかみ切れないと思っていたら、誰かが助けてくれてやっとつかめて食べたんです。それがたまたま写真に残っている。

――一歳の誕生日の栗饅頭を追いかけている写真ですか。

小倉　そう。そのシーンが残っていたんです。私の父親はカメラが大好きで、片っ端から写真を撮っていたのね。それらの多くは戦争で焼けてしまうんだけど残った写真もあって、私の記憶していることと写真に出てくることが一致するので、写真の日付を見れば私の記憶の時期がわかるわけです。

もっと前のこともよく覚えているんだけど、これらの記憶は日付がはっきりしない。自分が主観的に考えたことだけで、別にどうということではないから、写真のような証拠は残らないし、ね。でも、だいたいそういう時期だということは、体の自由さ、不自由さから考えて見当がつくわけです。成長の度合いとかに合わせてみたり。

――はい。

小倉 それから、わが家にいろんな大人が子どもの機嫌伺いにくるわけですよ。そのときの大人のいろんな表情を私はよく覚えているんだね。あやしにくるんだか、からかいにくるんだかわからないけど、その大人の表情を見れば、この人は真剣に自分のことに興味をもっているのか、いい加減な気持ちか、仕方なしにきているのかなどということがわかるわけです。

――一歳前後で……

小倉 一歳前後でも、わかるわけです。もっと幼くても、子どもはわかっていると思います。お母さんならお母さんが本当に自分に興味をもっているか、愛しているかというのは、赤ちゃんでも判断できると、私は思っています。私の経験からしても、そうだということは言えると思うね。

――はい。

小倉　私もそういうふうに、うんと幼いころの記憶をいっぱいもっているんだけれど、普通の人は三歳から前の記憶はないことになっているんですね。何でないのか。私はちゃんと記憶があるし、精神科の医者の同僚で、同じように幼いころの記憶をもっている人もたくさんいるんですね。なによりも患者さんというのは、みなさん、三歳より前の記憶を明白にもっているという。ところが健康といわれる普通一般の人はないということになっている。これはどういうことを意味するのか、と思うわけだよね。

4　幼児期から〝おませ〟だった

――以前、先生は弟さんが生まれたときに、ものすごい嫉妬を感じたという話をされましたね。

小倉　そうそう。

――それも記憶にあるわけですね。

小倉　あります。たしか二歳半ぐらいだったと思います。私の兄弟は、全員、家で生まれたわけ。産婆さんがきてね。六畳間で母親がうなっているんです。家族のみんなが「オギャー」というのを待っている。母親の苦しそうな声が聞こえるのを、みんなで心配しながら、ね。それで「オギャー」といった途端に、みんなは「あー、よかったね」というわけだ。そうやって弟が生まれたんです。

そのこと自体はいいんだけど、赤ちゃんを見に行くでしょう。母親が愛情あふれる顔で赤ちゃんを見ている。そのとき私は、母親が、私に対してあんな愛情あふれる顔をしたことはないなと思ったんです。おそらくはあったんだろうと思うけど、叱られたときのことばかり記憶に残っていて、「なんで私には」と思った。それが弟への嫉妬心です。

だけど、やっぱり自分は母親の喜ぶことがしたいんだ。たとえば三歳半、四歳くらいになってきて、何か用があってか、母親と連れ立って外出することがときどきあったんだね。私は、町にある看板がすぐ目につくんですよ。看板に字が書いてあるわけでしょ。お店に売っているものと、その字が関連するだろうと思うわけだ。だけど、どう考えてもその品物とその字が合わない気がしてしかたない。

――はい。

小倉 それで母親に「あれは何て書いてあるの?」と聞くわけ。そうすると母親は「あれはこういう読み方をして、意味はこうだ」という。「でも、それ変じゃない?」と、私は

「売っているものと意味することが合わないじゃない。何で合わないものがあそこにあるのか」と聞くわけ。「それはお店の名前であって、売っているものとは必ずしも一致しない」と、そういう説明をするんだよね。

そうかと。売っているものと看板とは必ずしも同じじゃないのかと、いったんは思うけど、そういうことになると、看板を見ても商品はわからない。それじゃ不都合じゃないか、と。ま、そんな屁理屈を考えるような子どもだったんです。でも、私は「あれは何という字?」と大人たちに聞いて、それで漢字を先に覚えました。平仮名や片仮名を覚える前に漢字を先に覚えたのね。漢字を覚えると、母親が喜ぶんだよ。それで、母親を喜ばせるには漢字を覚えればいいんだと考えて、それで覚えたんだと思う。

――お母さんが喜んでくれるというのは、子どもにとっては幸福なことなんですね。

小倉 そう。幸福なんです。でも、私の場合は、そうではあったけど、同時に弟ばかり可愛がって、という嫉妬心もあったんだと思うね。

――自分にも関心をもってくれ、という。

小倉 そうそう。母親が喜ぶことをやれば自分に関心を向けてくれる、と。それで母に認めてもらうために勉強する、ということになるんでしょうね。母を喜ばせるために悪いことはしない、と。でも、私は、悪いことばかりしちゃうんだけどね（笑）。

――バレないようにするんですか？

小倉　そうね。けっこうバレないようにしてましたね。それが三歳から四歳にかけてのころのことです。それはよく覚えているんですよね。そのうち、自分でも字を覚えるということに興味をもっていくわけね。でも、いま考えると、私はちょっとおませだったかもしれない。

――ちょっとどころか、十分にそうだと思いますよ。さまざまなことを考えたり……

小倉　いろんなことを思い出してきました。幼稚園で、私の二つ年上の女の子がいた。クマガイミヨコちゃんといったんだけど、ミヨコちゃんは、顔が真ん丸くて、平べったくて、目がやたら大きくて、髪が長くてキューピーちゃんみたいだったんだ。美人ともいえないんだけど、やたら人の気を引くような顔をしているなと、私は思っていたんです。

――幼稚園のときに、ですか？

小倉　うん。ミヨコちゃんは、おちゃめな子で、人の注目を引くようなことをあえてするような人だった。私は、なんであんなことするんだろうなと、よく思っていたんだ。あるとき、みんなで砂場で砂ダンゴをつくっていたことがあったんです。あれは固めて固めていけば、光に当てると光るんです。すごく光るようになる。ピカピカ光るようになるまでになるんですね。それが楽しくてやっていた。

ところがミヨコちゃんはそうじゃないんだね。ただ、つくったり壊したりして、人のものまで壊したりする。せっかくできあがったのを壊したりする嫌な子だった。

あるとき、そのミヨコちゃんが「あー」といいながらガブッとかぶりついた。

―― 砂ダンゴに?!

小倉 そう。「ハハハ」と笑いながらやっていたら、先生たちがびっくりして、大変だと大騒ぎになってね。バケツで水をくんできて、「口の中を洗いなさい」とかいって大騒ぎしているんです。でも、本人は人をバカにしたようにヘラヘラ、ヘラヘラ笑っている。私は、そのとき、ミヨコちゃんはああいう子なんだからそんな世話なんかしないほうがいい、と思った。ほっとけばいいのにと思ったんです。みんなが大騒ぎするから、わざと喜んでよけい悪いことをするぞ、と。そんなことを思ったんだ、幼稚園のときに。

網谷 いまでも、そういうことをする患者さん、いますよね。

小倉 そういうのはあまり大騒ぎしないほうがいいんですよ、治療としては、ね。考えてみれば、すでに私は幼稚園のときに、あんなことしなきゃいいのにと、思っていたんだ。

網谷　すさまじい幼稚園児ですね、先生は！（笑）

5　誰もが乳児期からの記憶を持っている

――生まれて数ヵ月とか、一歳とかという幼いときの記憶が自分にはあるというのは、どんな感じなのでしょうか？

小倉　いや、私も、これは不思議だと思ったんだよね。子どものころはまわりの友達に聞いても覚えてない、というんだからね。不思議だなと思っていたけど、精神科の医者になってから、みんなそうなんだ、とわかってきたんです。本当は誰もが記憶はあるんだけど、ふだんは思い出さないいんです。

私の考えでは、三歳より前というのはどうしようもない時期なんだ。不条理で、理不尽で、とんでもない時期なんだ。人生において一番苦しいときが、そこだと思う。特に、赤ちゃんに近づけば近づくほど、苦しいんだと思う。大人のほうへくれば、まだ自分でマネージできるけれど、赤ちゃんの時期は何をするにも自分の思い通りにならない。ものすごく苦しい時期だから、そのときのことは覚えていられないんだ、と。それを思ったら、気が狂うしかない。気が狂わないようにするためには前の記憶はない、ということにしないではいられない。

その証拠に、いま狂っているといわれている人たちは、みなさんその時代の記憶を克明に語るわけです。でもそれは、彼らにしてみると機密事項なんだね。絶対人にもらしてはいけない事柄なんです。苦しかったということ、親にひどい目に遭わされたということ、そういうことを軽々しくいってはいけないと判断している人が、精神科の患者さんなんだ。それで、治療者のところにきて、生まれて初めて安心して語る。語るということが治療になっている。語ったことについて、こっちが何かいうというのではなくて、初めて気を許して、安心して話せるということが治療になっているんです。

治療者はただ黙って聞いているだけでいいわけです。下手なことをいわないほうがいい。「そう。大変だったね」とか、「それはつらかったね」くらいでいいわけで、ね。それが結局、精神科の治療のエッセンスなんだ。それは子どもの患者さんに限らず、年齢を問わず。どんな年齢の人でも、それは機密事項なんだ。

――精神を病んだときに、その自分の機密事項を思い出すんですか?

小倉　そのことは忘れたことがないんだ。本当は語りたいんだけど、語るべき相手がいなかったということです。そういう人たちが病気になる、といってもいいと私は思います。語れる相手がいれば病気にならなかっただろうと思う。

―― はい。

小倉 だけど、語ることを自ら禁じている。みなさん多かれ少なかれ、語ろうと試みたら大変な目に遭ったりした経験があるんです。「おまえはバカか」とか「何をいっているか」とかいわれて、自分は理解してもらえないんだと思ってあきらめて、ずっと秘めたまま忘れることとなしにきた。だから、何歳になろうと、語るチャンスが訪れたときには、涙を流して、怒りながら話すことが多い。

―― それを忘れたままでいられる人は精神的には健康であると？

小倉 そういうことです。苦しいことを忘れることによって、なんとかやれるということなんだ。記憶というのはそういうものなんだと思う。あるいは、正確な記憶は忘れてしまうものだともいえます。後でつくられた記憶、訂正された記憶を、記憶として保つことによって生きていく。それに修正が加わるときには大変なことになる。

―― 忘れるという能力は、神から与えられた、人間の大きな特権みたいなことをいわれています。

小倉　そう。戦後、ラジオドラマで一世風靡した『君の名は』というのがあったけど……

――「忘却とは忘れ去ることなり」ですね。

小倉　そう。忘れるということがどんなに大事かということだよ。あのドラマは、戦争中の苦しさは、みんな忘れましょうということ。

――ああ、それが隠されたテーマだったんですね。

小倉　私は、そう思うのね。戦後ずいぶんたったいま、たとえば広島で被爆した人などが、八〇歳で、もう死にそうだというときに原爆の話をやっと語り始めるようになるということもあるわけね。だから個人的な意味だけではなくて、ひょっとしてもっと社会的な、あるいは政治的な意味合いも含めて、記憶というものはいろいろなものに影響されるのかもしれないね。記憶についての専門の本は、外国にはたくさんある。それはそういう理由でなのかもしれません。

つくられた記憶、隠蔽された記憶とか、そういう言葉が外国にはあるんです。スクリーンメモリーというのですが、それで真実から目をそらす。それでやっと人は生きられるというんです。それにフロイトという人は気がついて大変大きく取り上げた。

――なるほど。

6　四歳で〝タブー〟があることを知った

小倉　四歳ごろになってくると、さらに複雑な記憶がいっぱいあるのね。たとえば、私の家では聖書を読む習慣があったんです。何かあると聖書を読む。ちょっとうんざりした時期もありましたけどね。旧約聖書の『創世記』というのがあって、その初めのところに、誰が誰を生みという系図が出てくる。アブラハムがイサクを生みとか、誰が誰を生みというふうに出てくるでしょう。

――　はい。

小倉　それを見ていたら、男が子どもを生んだことになっているんだよね。それで私は、四歳のころに変だと思ったのね。子どもを生むのは女性じゃないか。なぜここに男の名前がずっと出てくるんだ、と。一体、男が生むって、どういう意味があるんだと、不思議に思った。それで、両親がいるところで「何でこれは男が生んだことになっているの？」と言ったとき、両親がハッという反応を示したんだね。ハッとフリーズしてしまった（笑）。

それで、私は「あれ？　これは私の年齢では聞いてはいけない質問なのか」と思った。

きっと何かあるんだな、と。何なのかは、わからないけど、普通に話してはいけないことがあるんだなと思った。後になって父親が、母親がいないところで「子どもを生むときは男と女が必要なんだ」といったのね。「実際に赤ちゃんを生むのは女性だけれども、そこに男が関与するんだ」と。

——それが四歳ですか？

小倉　そう。四歳のころ。そうか、男が関与するのか、と。男がかかわるとは何なんだろう。それを知りたかったんですが、でも、これはまだ質問してはいけないことなんだと思ったわけだね。ただ、世の中には不思議に思っても聞いてはいけないこともあるんだと、それは勉強になったね。少し待たねばならないこともあるんだということを学んだ。

網谷　四歳でタブーというものを発見したんですね。

小倉　そうそう。タブーというものがあることを思ったわけ。たしか四歳と少したったときだったんだけれど、それは最も鮮明な記憶ですね。

網谷　いまだに両親の表情が浮かんでいるんですね、先生の中で。

小倉　そうそう。

——なるほど。その記憶を思い出すと、同時にそのときのシーンが脳裏に浮かぶということですね。

小倉　ハッとフリーズしたときの両親の態度や表情なんかが、一瞬に浮かびます。

網谷　そのときの自分の感情も出てくるわけですね。

小倉　うん。終戦後、私が中学二年になったころだと思うんだけど、両方のおっぱいが痛くなった。成長痛で、普通の話なんだけど、そのころはそういう知識もなかったわけ。ほかの友だちからもそんな話を聞いたことはなかったので、私は両親に「何かここが痛いんだ」といったんだね。すると、またフリーズした。

——ご両親が？

小倉　そう。あれ？　四歳のときと同じだ、とすぐ思った。これはなにか性的なことと関係あるなと思った。性的というか、男としても成長し始めたということでしょうね。

それから間もなくして、初めて射精することになる。学校で教わっていなかったから、初めての射精のときわけがわからなくて、「あれ？　何だ」とびっくりした。だけど、「あ、そうか。体が成長しているんだ」と理解できたけれども、これも両親はフリーズするような反応をするんだなと思いましたね。両親は、そういう性的なことについてはちょっと未熟というか、扱いかねている人たちなんだなと思った。

―― それはキリスト者ということと関係するんでしょうか。

小倉 それもあるのかもしれませんね。

それから私の家は、おじさん、おばさん、いとこたちとの交流が非常に盛んな家系だったので、世の中にはいろんな人がいるんだなと思っていました。主に親戚は東京に多かったんだけど、奈良や、満州に行った人たちもいました。そうしたいろんなところで生活している親戚の者がいて、年に一回集まるんです。

―― 例の夏のことですね。

小倉 そうそう。海の見える家ですね。それでみんなが集まると、もともと同じ家族だったわけだけれども、住む土地によっていろいろ考え方や接し方が変わるんだな、ということも小学校の低学年のころには思ったかな。元は同じであったはずなのに、離れて分かれていくと、その土地の影響を受けて人は変わるんですよ。外国で暮らしていた人も大勢いたわけだから、そういうこともあるのかな、と。戦争前ですから、小学生のときに、そんなこともよく思いましたね。

あと面白いのは、私の兄弟はみんな三歳ずつ違うんです。それであるとき、もう小学生になっていたと思うんですけど、母親に「なんでお母さんは八人もの子どもを生んだの。

しかも三年ごとに」と聞いたんです。そしたら母親はひどいことをいったんだよね。

——はい。

小倉「生まれたばかりの赤ちゃんは手がかかる。でも可愛い。だんだん、だんだん可愛くなる。だけど、二歳を過ぎると手にあまるようになってくる。ときには憎らしくなって、殺したくなることもある」と、こういったんです。それを聞いたときは仰天して、母親が自分の子どもを殺す？　これって一体どういうこと？　と思った。

子どもの私にそんなことをいうのか。この母親は何を考えているんだと思ったのね。つまり、女性というのは怖い、とそのときに思ったということです。

——なるほど。

小倉 そのとき母親は本音をいってくれたからありがたいといえるのかもしれないけれど、女性というのは怖いんだと思いました。自分の子どもを殺すことを考えるのかと、恐ろしかったね。

——同時に、三歳ずつ違う理由もわかったわけですね。

小倉 そう。二歳を過ぎるととても嫌になるので次の新しい子どもが欲しくなる、ということです。赤ちゃんは可愛いから、ね。

7　楽しいことはやめられないのが人間

小倉　また話は戻りますが、いまの話しの通り、母親は私のことをもう嫌っていて弟を可愛がるだけだったわけです。それで私は、その翌年の四月から幼稚園に行くことになった。それは、母親は弟の世話で忙しかったから、ということもあったわけでしょう。

私は幼稚園に行くことになって、そこできれいな先生に出会うわけです。シオザキユキコ先生。ものすごくきれいな人でした。それがまた、ヒロちゃんのお母さんに似ているんだ。色が真っ白で、笑うと歯が光るんです。金歯が入っていて、それが光っていた。

――前歯に？

小倉　うん。私は、あれ?!　変なものを口の中に入れているな、と思ったんだけれど、そのにこやかな顔たるや、天使のようだったね。私は、一目見てすっかりユキコ先生にほれちゃって。ユキコ先生とずっと一緒にいたいと思うようになった。もう母親なんかどうでもいいという気持ちです。だから、幼稚園に行くのが楽しい。朝、一等先に行って、みんなが帰っても私は帰らないいんだ。ずっとユキコ先生についてまわっていました。

網谷　一分でも長く、ということですね。

小倉　だけど、私は幼稚園でも、けっこう悪いことをするんだね。悪いことをするとユキコ先生が「清ちゃん、駄目なのよ」と優しくいうんです。その優しい言葉が、いまも耳を離れない。ずっと覚えています。日曜日になると幼稚園が休みだから会えない。もう悲しくて、悲しくて、ボーッとしちゃって、その日一日どう過ごせばいいのかわからないんです。完全にユキコ先生にほれちゃったわけだよね。好きなんていうのではない。すっかりほれ込んじゃったわけだ。

――　はい。

小倉　性愛というといい過ぎかもしれないけれども、私は自分の体験を通して、二歳半、三歳でも性愛に近いような気持ちを体験するんだと思うわけです。赤ちゃんのとき、ヒロちゃんのお母さんからおっぱいをいただいた時点で、きっとそういうことを思ったに違いないと思う。

私は、ほんとに子どもだけれども、この気持ちをきっと大人はわかるまいと思った。わかるはずがないと思ったんだよね。わからなくて結構だ、と。これは自分の大事な気持ちだから自分で大事にしておこうと思ったんですね。そういうことをよく覚えています。

――たとえば、どんなイタズラをされていたんですか？

小倉　幼稚園の建物の床下に潜り込んでね。みんながお遊戯とかやっているを、床の下に入って下からこうやって。

――床をつついていたんですか？

小倉　そう。床を下からつつくわけだ。ドンドンやると、いままでお遊戯をやっていたのに、みんな「何だ、何だ」と騒ぎ始めるんです。それが楽しみで、着ているものが土だらけになっても気にしない。それでユキコ先生に「またやった」と叱られて、ね。叱られるのがわかっているのに、楽しみで。だから、楽しいことをそのままやってはまずいんだと、結果としてまずいことが起こるということはわかっているんだけど、でも楽しいほうの気持ちが強いので、どうしてもそっちに惹かれる。私はそういう人間なんだと思ったんだけど、人間は誰もがそうなんだよね。

――誰でも、みんな。

小倉　誰でもそう。わかっちゃいるけれどやめられないのが人間なんだ。私は、それを三歳で知ってしまったわけですね。

それから二階は園長先生の部屋だったんです。階段があって、そこを「上がってはいけません」という決まりがあった。その階段には扉があるんだけど鍵がかかっていないんです。私は、みんなのスキを見て扉を開けて、階段を上がっていったわけですよ。部屋に行っても園長先生はいない。その部屋には窓があって、その窓を開けると、前に三本の木が立っているんだね。

後から考えると、それは榎《えのき》という木だったのね。その榎が三本あって、枝が窓のすぐそばにきているわけ。この窓から飛び移るとどうなるかと、私は考えるんだね。すぐ近くだから大丈夫だろうと思う。うまくやれば飛びつけるだろう、と思うわけだ。ぜひやってみたいと。だけど、二階に上がることさえ禁じられているのに……

網谷　窓から飛び降りたら。

小倉　そんなことしたら大変なことになる。叱られるに決まっている。やっちゃいけない、やっちゃいけない、と思うんだけど、やりたい。その感情と闘っていて、結局は跳ぶんです。パーッと飛んだら見事に枝に移れて、榎の幹をスルスルとつたって下に降りた。それを見つかっちゃったわけです。それは別の先生だったけど、みんな私がシオザキユキコ先生を大好きなのは知っているものだから、ユキコ先生のところへ連れていかれたんです。

そうしたら、先生は「あなたね。この下、コンクリートになっているでしょ。もし枝をつかみきれなかったら、落ちることになるよ。落ちたらどうなると思う?」と言うわけだ。「うん、ケガする」と言ったら、「そうでしょ。ケガするでしょ。だからそういうことしちゃダメね」と。私は「はい。もうしません」というんだけど、何回かやった。どうしても、やりたくてしょうがない。

また話が飛ぶんだけど、もう戦争が始まっていたから、小学校四年生、五年生のころのことですね。近くに高さ三〇〇メートルぐらいの山があって、その山に登るんです。けっこう大変なんだけど、山に登って、頂上ちかくの木の中でも一番背の高い木を探すのね。一番高い木の一番上まで登っていくんです。そうすると枝が細くなる。いかに小学生といったって、その重さで……

――揺れると。

小倉 うん。私は、揺れるのが大好きで、そこに五時間とか六時間とかいた。

――木の上で揺れているんですか?

小倉 そう。休みの日で学校がないときだったと思うね。そうやって、五時間か六時間揺れているわけ。そこからは海が見える。見る方向を変えれば川も山も見える。

網谷 すごいロケーションですね。

小倉　川を見て、海を見て、空を見て。空の色が、五、六時間もたつと、どんどん変わって行くわけです。その色の変化に魅せられて、ずっと一人で楽しんでいた。枝は自分で揺らさなくても自然に揺れるので、それに任せて、五時間でも六時間でも自然と一体になって、それを楽しむんだ。ものすごく楽しかったですよ。

ほかの子どもはチャンバラなんかやっているわけだけど、ね。私もチャンバラもやったけれども、チャンバラなんかより、そういうのがよっぽど楽しかった。チャンバラなんてくだらないと思ったね。私はそっちのほうが大好きで、あの揺れている感覚はいまでもあるね。ずっと大きく揺れるんですよ。これが何とも、えもいわずほんとに楽しいんだよね。

だけど五、六時間というのは長いよね。

——　長いですね。

小倉　「何でこんなに遅く帰ってきた」と言われるんだけど、昼飯食べてすぐに山に行って、晩飯まで揺れていたんです。だいたい五時くらいになってくると、空の色はずいぶん変わってくるね。それを見てから帰る。木というのは登るときは大変なんだけど、降りるときは簡単なんだ。木の枝に飛び移りながら降りていけばいい。枝を両手でつかんで飛び降りて行くんです。

――腕とかを擦りむいたりしないんですか？

小倉　擦りむくけど、たいしたことない。それよりもササササと降りるスリルがいいからね。長時間ゆっくり揺れていたあと、サーッと降りる。そのスリルの違いがたまらなくよくて。あっという間に地面に降りて、知らん顔して帰ってくるわけ。

網谷　地面に降りたとき、日常がまた戻ってくるわけですね。

小倉　そうそう。また日常に引き戻される。また大変な山道を降りていくと、その先に現実が待っている。

網谷　それで家に「ただいま」といって帰るわけですか。

小倉　そう。すると「こんな遅くまでどこに行っていた」という叱声が飛んでくるんだ。

網谷　信じてくれました？　先生が木の上にいたって？

小倉　いや、そんなことはいわない。「ちょっとその辺にいた」というだけ。

網谷　ちょっとその辺（笑）。

小倉　その当時の写真が残っていたんだよね。小学校四年か五年くらいのころだと思うんだけど、当時、私の家で伝書鳩を飼っていたんです。山に行って伝書鳩を放すと家に帰ってくるんだね。父親と一緒に山に登ったりしたときもあって、そのときに父親が山の中で私を撮った写真なんです。髪の毛がもじゃもじゃと総立っているんだ。同級生がその写真を見て「おまえの親は心配だろうな」というから、「何で」と訊いた。すると「これ、人間と思うか」（笑）というわけだよ。

網谷　写真でもわかるくらいの野生児ということですか（笑）。

小倉　「これ、おれだから人間だ。当たり前だ」「これは猿だ」と。子どものころの私は、そういうふうだったみたいね。野生の人間だった。

網谷　外見もそうだったということですか？

小倉　外見もそうだったわけだ。

網谷　行動だけじゃなくて……

小倉　そんなふうな少年だった。

網谷　でも、いまも名残がありますよ。

小倉　ホントに？　そうかもしれんね（笑）。

8　おれはおれ以外の何者でもない！

――いままでのお話しを聞いていると、小倉先生というのは、幼少のころからマンウォッチャー、人間観察家なんですね。

小倉　そう。人間に興味があった。私は、小学校に入る前だけれども、家の近くに熊野川というきれいな川が流れていて、そこでよく泳いだりしたんです。その河原に乞食といわれる人たちが何人か住んでいた。いまでいうホームレスだね。その中に、みんなから「河原の良治」といわれていた人と「ハナコ」と呼ばれていた別の女性がいた。町の人はちょっと嫌がったんだよね。

――ホームレスだからですか？

小倉　汚い格好しているしね。良治のほうは、三歩前へ行って二歩下がって、立ち止まってはブツブツいう、そんな癖のある人でした。おそらく病気の人だったと思う。みんな嫌がっていて、子どもらは石を投げたりしていた。

ところが私は、その汚い、おかしなことをする良治のことに大変興味をもった。まだ、小学校に入る前です。どうしてあの人は前へ三歩行って後ろに下がるんだろうか。じっとしていて何かいっているかと思うと、それからまた三歩行く。なんであんなことをするんだろうと、とても不思議だった。あれは何か意味があるんだろうかと思ったんだね。それで、その理由を良治に聞きたかったんです。

良治に聞くためには、友だちになることだ。まず友だちになろう、と思って、良治のそばに行って手をつかんだのね。すると、アカだらけで臭いんだ。大きな男だし、ヒゲだらけで。ちょっと見た目には怖いんだけど、私は怖いとは感じなかった。怖さより、この人は何であんなことをするのかとすごく興味をもったわけ。友だちになりたくて、手を握ったりしたので、最初、良治はびっくりしていたね。

網谷　そういう子はいないでしょう。

小倉　いない。だけど私は平気な顔をしてやっていたら、彼のほうも握り返してきた。これでちょっと話しはできるのかもしれないと思ったけれど、話しはできなかったね。問いかけても返事はくれなかった。だけど私は、手を握り返してくれたということだけでもよかったと思ったんです。

――　はい。

小倉　みんなが良治に石を投げたりするのはやめてほしいと思って、友だちにいったんだけど、誰も聞いてくれなかったね。私は、しばしば良治に会いに行った。だけど、そのことは、親にはいわなかった。親にいうと、きっと叱られると思っていたからね。

ハナコさんのほうは、かわいそうにお腹が大きくなっちゃったんだね。私は、あれ、お腹が大きくなるって、これはどうしたことだろう、と思って、大人たちのうわさ話を聞いていたんだ。みんなは「誰か悪い男がいるんだ」とかいっていたから、やっぱり赤ちゃんが生まれるのには、男が関係しているんだな、と思ったんだね。それ以上はわからないんだけど、なにか男が関係するんだと思った。そんなハナコを見て、みんなは「かわいそうだ、かわいそうだ」といっていたけど、しばらくして姿が見えなくなったから、どこか精神病院か何かに収容されたんでしょうね。

――　近くに精神病院があったんですか?

小倉　町にも一つあったんです。それからもう一人、目が大変不自由で、松葉杖をついているおじいさんがいて、その人は、ごみ捨て場から腐った食べ物か何かを拾ってきて、河原で火をたいて温めてから食べているんです。すると、子どもらが石投げたり、ね。せっかく温めてているのをひっくり返したりするんだ。おじいさんは怒って松葉杖を振りまわして叫ぶんだ。だから私、「みんな駄目だ。やめろ」と言ったんだけど、誰もやめなかった。私はそういうことをするのはいけないと思ったんです。自分も悪いことするくせして、しかし気の毒な人に悪いことをするという悪さはいけないと思っていましたね。

――なるほど。先生は、本当に小さいときから人に興味をもって、好奇心旺盛で、いろんなことに疑問を感じたりするような少年だったわけですね。

小倉 そういうことだよね。また話は戻るけど、こんな劇的なこともありました。

私が通っていた幼稚園は、コンクリートのだらだら坂を上がった、ちょっと小高い丘の上にあったんです。ある秋の夕方、六歳ぐらいだったと思うな。だらだら坂を帰ろうとしていたとき、ふっと空を見上げたら、空が真っ青なんだ。きれいな色なんだね。「すごくきれいだな」と思って、青色に見とれてボーッと長時間そこに突っ立っていた。すると、だんだんその青が、濃い藍色からすごい色に変わってくるわけだ。その変化にびっくりして、ずっと見ていたんです。山があって、そこへ太陽が沈んでいく。その山の尾根あたりが黄金色のすさまじい色に輝いて、太陽が燃えるような色になって沈んでいく。そのとき突然「おれは小倉清だ」という思いが私の体の中から湧いてきた。

――それはどういうことですか。

小倉　おれはおれだと。おれ以外の何者でもない。自分は自分だという感覚がガーッと出てきた。どうしようもなく出てきたんです。ガーッという感情に揺さぶられて、体がガタガタになった。

網谷　その思いに圧倒されたんですね。

小倉　もう、どうしようもない気持ち。おれはおれだと。何があっても「おれは小倉清だ。小倉清以外の何者でもない」という、あのときの感覚はすごかったですね。あんな感覚はほかにない、恐ろしいくらいでしたね。自分というものを感じ取った。あれは、私の人生の中で、たぶん最大のことではないかと思います。

後になって学ぶんですが、人間が、そういうことを感じるのは一〇歳だということになっているんですね。

網谷　なっているって、どこでですか？

小倉　学問的に、です。たとえば、数学のフェルマーの最終定理「3以上の自然数nについて、xn＋yn＝znとなる0でない自然数（x、y、z）の組み合わせがない」、それを、一五年ほど前に、アメリカの数学者アンドリュー・ワイルズが解くんだけれども、その人が、その設問に初めて出会ったのは一〇歳だというんです。

そういうように、一〇歳のときに、「よし、おれはこの問題を解く」あるいは「こういうことをやる」と決めて、実際にやり遂げたというエピソードはたくさんあるんです。たとえば、大西洋を横断した……

――チャールズ・リンドバーグですか？

小倉 そう。リンドバーグ。リンドバーグという人は、大変背の高い人だったんだよね。それで、パリに無着陸で着いたときに記者会見があって、「あなたはいつごろから大西洋を飛行機で飛ぼうと思ったんですか」という質問が飛んできた。そのときの彼の答えは、こうだったんです。「私は子どものころ大変チビで、みんなからいじめられた。だから一〇歳のとき、将来自分は、必ず背の高い男になってやると誓った」と。それが彼の答えだった。「ご覧の通り、私はこれだけ背が高いです」というのが彼の答え。

――「何で飛ぼうかと思ったんですか」という質問に対して？

小倉 答えはそれだった。

――飛行機で飛んできたんだから、それ以上、背の高い男はいないだろうということですね。エスプリが効いている見事な答えですね。

小倉 うん。ほかにも、そういう例はたくさんあるんだよ。臨床的にも、一〇歳というのはある転機になる、非常に大事なときだといわれているんです。私も、そういう小さい論文も書いたことがあるんだけれども、河合隼雄さんが、一〇歳というのは非常に大事だと考えていたようで、「私も『一〇歳』という題の本を書こうと思っているんだ」と新米の先生たちにいっていましたよ。一〇歳というのは「自分は自分だ」という感覚を強くもつときなんだ、普通一般に言えばね。

——それを先生は、幼稚園のときに経験されたということですね。

9　こども精神科が必要な理由

小倉　興味深いことに精神科にくる患者さんたちも、自分で「自分は病気なんだ」と思ったのは一〇歳というんだ。患者さんたちは、そういうことを言うんだよ。普通は自覚していない人が病気だというのが定義になっているんですが、ところがそうじゃないんですよ。病気になっている人たちは、いつごろ自分が病気になったかを自覚している。だから最も重症の患者さんは、「自分は生まれたときからずっと病気だった」と言う人たちですね。「三歳ぐらいから病気だと思います」という人もかなり重症です。

ただ一般的には「一〇歳ぐらいのときに病気になりました」ということが普通の返事なんだ。だから別に病気ということでなくても、ある意識の変化が起きるのが一〇歳と思っているんだよね。

――はい。

小倉　精神科の治療というのは、治療を始めるのは早ければ早いほうがいいんです。私は一〇歳を過ぎてから治療を始めても遅いと思っている。

――一〇歳で遅いんですか？

小倉　私は遅いと思う。統合失調症の場合を考えても、青年期になって発病する、なんてばかなことをいわれるわけだ。違うんです。青年期になって初めて、みんなから病気と認知されるわけなんだ。そのときには、町で通りすがった人だって、「あ、あの人、具合が悪いみたいだ」とわかるようになるわけです。しかし、おかしいのは、そんな状態で精神科に行っても、「あんた何でもありません」と言われることがしばしばなんだよ。

――ホントですか？　町の通りすがりの人でもわかるのに?!

小倉　それが専門家の医者の言葉なんだよ。そういう現実もあるわけだ。ま、それは置いておいても、誰も精神科へは行かないわけだ。私にいわせれば、三歳で、はっきり病気の人は病気なんだよ。だけど、それを精神科の病気だということを認めることは誰もしない。家族はもちろん、保育園や幼稚園の先生だって「この子はおかしい」と思うに違いないと思うけれど、でも彼女らは、絶対に精神病だということはいわない。いうと大変なことになる。親に責められたりしてね。

だから、結局、治療というのは、二〇歳近くになってから始めることになるんです。それは発病して十数年たってから治療を始めるということですよ。そんな治療、うまくいくわけがない、と私はいうんです。

現実の精神科の治療を見てください。あんなもの治療じゃない。リハビリですよ。「これ以上、壊れないようにしましょう」というのが目標になっているわけだ。すでに手遅れになってから治療を始めるということなんだね。だから、そこに私の、子どもの精神科をやるべきだという主張があるんです。治療は、早ければ早いほどいい。三、四歳で治療を始めたら、あっという間に変化が起こるんです。でも、その後になればなるほど、変化はなかなか起こりにくい。

そのターニング・ポイントというか、治療の効果が期待できなくなる分かれ目は一〇歳が限度だと私は思っているわけです。一〇歳より前に始めることが大切なんだ。

―― 要するに、発病はずっと小さいときなのに、放っておかれるから、やがて通りすがりの人が見ても「この人、何かヘン」と思うようにまでなるということですよね。その時点で病院に行っても遅い、と。

小倉 そう。まわりが騒ぐので、親も、嫌々しぶしぶ病院にくるわけだ。本人も「何とかしてくれ」といいだすしね。でも、そうなってから「助けてくれ」といったって、遅いんです。それが精神科の現実です。

―― なるほど。

小倉 普通は一〇歳のときに「おれはおれだ」という感覚をもつことができるといったでしょう。私は、そこが最後のところだと思っているわけです。一〇歳を過ぎてから治療を始めるのでは、だいたい難しい。なぜかというと、性格として固定してしまうからです。そうなると治療は彼なりに適応していくような状況を考えるということであって、根本的な問題をしっかり解決するというのは、それ以前でしかできない。私は、そう思っているんです。その意味で、児童精神科は一〇歳以前を診ることだと私はいっているんです。すると、みんな、私のことを、なにをアホなことをいうんだというわけだけど、私はそう信じているんだよ。

10　どんな治療にも痛みがある

小倉　また幼稚園の時の話に戻るんだけど、幼稚園に続くダラダラ坂の最後の石段に泣きながら座っていたことがあるんです。私が泣いて座っていると、小学校五、六年生ぐらいの女の子が通りかかったんです。私の目から見ると、またきれいな女の子だったんだよ。名前も知らないんだけど、泣いている私に近づいてきて、一枚のセロハン紙を取り出して、それを太陽にかざした。

そして、二つに折り、四つに折りして、そのたびに太陽にかざすのね。やがてセロハン紙は不思議な銀色に輝き、深く反射するようになった。私はその色の変化に見とれて動けなくなった。そういう思い出もある。泣きやんだだけでなくて、そのときに、人を助けるときには何か道具が必要なんだと思った。ただ「どうしてるの?」というだけではなく、何か道具があったほうがいい、と。それが、たとえば箱庭療法なんかにつながっているのかもしれないね。

――なるほど。その女の子とは、それっきりだったのですか?

小倉　名前もわからない女の子だったんですが、不思議なことに何年かたって会ったんです。私の家は歯医者でしょう。その子が私の家に治療を受けにきたわけです。私は、父親の歯医者という仕事はどういうことをするのか興味があって、幼稚園の頃から診察室のドアにかかっているカーテンの下からのぞいていたんです。

見たって何もわからないけど、でも、父親がどういうふうに患者さんに接するかとか、どんな言葉で接するとか、そういうことを知りたくて、しょっちゅう見ていたんだ。すると、あるとき、その女の子がきたわけです。かわいそうに、ほっぺたが風船のように腫れ上がって泣いているの。父親が、「これは歯茎が膿みをもって腫れているから、膿みを出さないと駄目だ」などと、その子に説明しているのね。膿みをどうやって出すんだろうと思って見ていたら、父親がメスを取り出した。えっ！　と思って。あの私の大事な人にメスを加えるのか、そんなひどいことをするのか、と思ったんだ。

父親は眼鏡をかけていました。「いい？　やるよ」といってメスを加えたら、膿みがパーッと父親の顔に飛んで、眼鏡にもかかった。私は「ザマみろ」と思ったわけ。そんな、私の大事な人にメスを向けたりするから、そういうことになるんだと思ったんですよ。

ところが、その子は、「いっぺんに楽になった」と言うんです。それで私は混乱して、メスを加えて痛いことをしたのに、それで楽になるってどういうことなんだろうと思った。そういうのを治療というのか、と思ったわけ。後になってから、どんな治療にも痛みがあるんだと、痛みを伴わない治療なんてあるわけがないということを学ぶわけだけど、でもそのときは、不思議だと思った。それが小学校の低学年のときのことです。

——そういう一つひとつのことが、やがて医者という仕事を選択する大きな背景になっていくわけですね。

小倉 そうかもしれないけど、その当時はそんなことを考えもしない。ただ、父親が患者さんに接するのを見るのが大好きで、よく見ていただけだったのね。私の父親は、歯を治療するときに、麻酔の注射をする。それが効いてくるのに五分ぐらいかかるんだね。そうすると、二階にあった治療室から下の居間におりてくるんです。二階から白衣のままおりてきて、それは麻酔が効くまでの五分くらいの間のことなんだけど、父親は私を見つけると、私にかまうんだよ。相撲のまねなどしてね。

その当時は六九連勝をはたして有名な双葉山の時代なんだけど、お相撲さんのまねして私に抱きついて、押したりする。私にしてみれば白衣を着ている父親って、ちょっと特殊な存在だったわけで、どう反応していいんだかわからなくて、されるがままになっていた。

それで、時間がくるとパッと切り替わって、階段を上がって。

網谷 医者の顔になって。

小倉 そう。私はボーっとして、そんな父親を見ている。それは小学校の低学年のころだね。そんな姿を見ていて、患者さんを相手にするというのは相当大変なことなんだなと思ったんだね。だから、ときどき私をかまいにくるのかなと。そういうことを、幼稚園から小学校にかけてずっと考えていたということですね。その後は戦争、小学校三年生のときに戦争が始まって、大変なことになっていくんです。

第三章　高校一年の夏に精神科医を志す

1　自分の中に〝二人の自分〟がいる?!

――第三章では、先生がどういうきっかけで医師になろうと思ったのか。その中でも、なぜ精神科を選ばれたのかを、お聞きしたいと考えています。

小倉　それを話すには、うんと時間を飛ばさなくちゃならないね。それまでの間を簡単に埋めましょう。

――はい、よろしくお願いします。

小倉　私は、小学校に入ってからも、いろんな人とのかかわりでじつにさまざまなことを感じたり、あるいは感心したりしたんだね。前にも話したように小学校の後半から戦争が始まった。すると、自分でもよくわからないのだけど、私はよけい乱暴ばかりするようになっちゃうんだ。

しかし、その一方で、こんな面もあった。当時の小学校は一クラスしかなくて、だから障害がある友達もみんな一緒だった。クラスには引きつけを起こす子とか、しょっちゅうウンチをもらしている子とか、ものをいわない子とか、いろんな友達がいた。黙ってじっとしている子もいたし、わけのわからないことをいったり、ふざけ過ぎるような子もいたんです。私は、そういう友達を見ていて、なぜあんな障害をもつことになったんだろうと、不思議に思っていたんだ。そして、あの人たちの手助けをしなくちゃいけないと思った。

私は、非常に乱暴をする子どもであった半面、障害がある子たちにものすごく親切に接したんだよね。その自分の親切さというのが、不思議でしょうがなかった。

―― 自分で？

小倉 そう。何でこんな、二つの自分があるんだろう、と思ってね。それが不思議で不思議でしょうがなかった。だけど、やがて乱暴するほうが増えていくんだ。中学生のころには、ずいぶん有名なガキ大将になっていた。そうすると、しょっちゅう誰か使いの者がやってくるわけだ。「おまえは誰々とケンカする気はあるか」という。そういう使いの者がくるわけ。そうすると「ケンカはしない」とはいえない。「やる」「勝つ」と答える。そうなると誰かが設定するわけだ。

―― ケンカの場所を？

小倉 そう。それで相手と雌雄を決するということになる。私は、いまでもそうだけど、ずっとチビだった。だけど跳躍力とか、ね。

――筋力は強かったんですね。

小倉　高い所は、猫みたいに登ったり、走れたりしたし、とてもすばしこかった。だから、体は小さくても、方法を考えれば勝つという自信はあったんですよ。私の編み出した戦法は、両足をそろえて相手の顔を蹴るという方法だった。だけど、相手を真っすぐ蹴ると、自分があおむけに倒れる。これは駄目なんだ。それでちょっと斜め横にバーンと跳んで顔を蹴るわけ。すると相手は倒れる。自分はすぐ立ち上がって、相手の首をギューッと絞める、というのが私の戦法。これ一本で必ず勝てた。

それをずっと続けていたんだけど、中学三年の終わりころに、ギューッとやっていたら、相手が気を失いそうになったんだ。

網谷　やりすぎちゃったんですね。

小倉　私は、これは本当にまずいと思った。死んじゃうかもしれない、こんなことしちゃ駄目だと思った。そのときはほんとに、これはえらいことになるかもしれんと思ったね。それで、それ以来、乱暴は一切やめた。

そしてガラッと変わって、おとなしい優秀な生徒になった。もう一切悪いことはしないようになった。それまでは万引きとかいろいろやったんだけど、ウソもついたしね。でも、それは一切やめて、優等生になった。

――そのころの中学は旧制の中学ですか？　新制の中学ですか？

小倉　中学一年で戦争が終わって、入学した時は旧制だった。私が二年生のころには、少年航空隊とか、戦争に行っていた一〇代の若者が復員してきたわけです。彼らは飛行服とか軍隊の服のままで学校にきて、「このやろう」とか言って、木刀を手にして暴れまくっていた。教室のガラスを割ったりしてね。その様子を見ていたら怖くてね。いくら何でも彼らには負けると思った。それもあったしね……

網谷　つまり死ぬかもしれないという恐怖が、転換点になったわけですね。

小倉　そう。怖いから何をいわれても静かにしているようになった。私は、もともと勉強は大好きだったので、勉強に熱中するようになったわけね。

するると、今度はこうやって勉強ばかりしていて、これがいったい何になるんだと思い始めたんだな。そうかといって、じゃあどうすればいいかもわからないわけだ。そうしているうちに、自分はいったいどういう生き方をすればいいかわからなくなってきた。

網谷　モラトリアムみたいな状態ですね。

2　精神科医を目指したのは高校一年の夏休み

――先生は、六歳で「おれは小倉清だ」という自己肯定感をもつわけですね。それで一〇代のころ「おれは小倉清なんだけど、何をする小倉清かわからない」と思った、と？

小倉　わからない。勉強といっても、勉強していることは数学やら何やらでしょう。そんなことが、いったい人生のどういうことにつながっていくのか、それを示してくれる人がいない。まさか牧師なんかには、とてもなれるわけがない。父親みたいに歯医者というのも難しそうだし、どうすればいいのか、わからなくなっちゃっておかしくなってきた。

友だちも同じような意識でいたのでしょう。高校の一年になったら、六月から七月ごろにかけて二人自殺した人が出てきた。

――同じクラスですか？

小倉　そう。県立新宮高校の私のクラスでした。一人は家も近所で、ずっと親友だった友達。西洋カミソリで自分の首を切って、ね。首が後ろに倒れるくらいグッと深く切って、お母さんが風呂敷で抑えたけど、そのまますぐに死んじゃった。親友が死んじゃったわけだ。もう一人は、その高校の美術の先生の娘さんでした。列車に飛び込んでグシャグシャになって死んだ。私もそれを拾いに行った。そういうことは戦争中たくさん経験しているから、何でもないことだったんだけど、ね。

この二つの事件があって、ますます私はおかしくなっていった。将来を嘱望されていた、あんなすごくできる二人が、なんで自殺しちゃったのか。私はどうすればいいんだと思ううちに、ますますおかしくなって、自分は生きていていいの、どうなの、というふうに思い悩むようになっちゃったんだ。そのときに、夏休みに入って、私の姉がもっていた厚さ五センチくらいの本が三冊もあった。

―― 上、中、下の本ですか?。

小倉 『カラマーゾフの兄弟』。赤い表紙の本だった。それを一週間で読んだ。一週間で読んで、完ぺきにおかしくなった。夜眠れないし、体中がカッカ、カッカと、わけがわからない興奮が続いて、ね。私は、自分は完全に狂ったんだと思った。それで、おれはもう精神科に行くしかないと思ったんです。

―― それは患者として、ということですね。

小倉 初めはね。初めはそうだった。だけど、途中でなぜかしら、精神科の医者になろうとなった。考えてみれば、おかしいね（笑）。

――その高校の一年のときに精神科の医者になろうと？

小倉 そう。おれは患者だけど、精神科の医者になろうと思ったわけ。それで深く決心したわけだね。

――高校一年生の夏休みに？

小倉 夏休みに。絶対、精神科の医者になろうと思った。でも、精神科の医者になるためにはどういうふうにするんだか、何も知らないわけ。何も知らないけれども、精神科の医者になるしかないと思ったんだね。『カラマーゾフの兄弟』が、そうさせたんだよ。

このドストエフスキーの小説には、すごい人物がいっぱい登場するじゃない。人殺しも出てくるし、酒飲みも出てくるし、売春婦も出てくるし、神父さんも出てくるし……。

――登場人物の名前を覚えるだけでも大変ですよね。

小倉 名前を紙に書いて読んだんだけど、この『カラマーゾフの兄弟』で決定的になるわけです。精神科医になると決めた。そこから後は一切揺らいでいない。

3　ずっと母親にいえなかったこと

――先生が精神科を志された背景に『カラマーゾフの兄弟』があったというのは面白いですね。

小倉　その前に、こんなこともあったんです。私のクラスに、日裏健一君という子がいたんだ。

――それは何年生のときですか？

小倉　小学四年生のときだったね。日裏健一君。名前からわかるように長男だね。健一君は、うわさによると大変貧しい家の子どもだということだった。いつも元気がなくて、静かにしている人だったのね。みんなが、「あいつは知恵遅れだ」とか何とかいっていた。だけど私は、「いや、あの人は知恵遅れじゃない。何かを考えている人だ」と思ったんだ。静かにしているところに、ちょっと惹かれていたんですね。私は、自分が静かにしていられなかったから、ああいうもの静かな、しかし何かを考えているような人に惹かれて、健一君のことをよく知りたいなと思ったわけだね。

ある日、健一君に「きみの家に一回遊びに行きたいんだけど」といったら、「どうぞ」といわれた。ちょっとびっくりしたけど、「おっ、やった」と思ってね。それで放課後、彼の家に行くことになった。彼が先に立って歩いて、私が後をついて歩いていた。意外と遠いんだ。だんだんまわりに家がなくなってきて、あれ、どこまで行くんだろうと思ったら彼の家というのが見えてきたわけ。

それが、ものすごく大きな建物なんです。あれ、こんな大きな家に住んでいるのか。貧乏じゃないんだなと思った。そうしたら倉庫だったんだよね。健一君が「どうぞ」と扉を開いてくれた。中に入ったら真っ暗なんだ。真っ暗で何も見えない。ちょっと怖くなって、逃げ出そうかなと思うくらいの気もちだった。だけど健一君は「どうぞ、どうぞ」という。その言葉に従ってついて行ったら、向こうにちょっとした明かりが見えた。

巨大な倉庫の片隅にちょっとした囲った所があって、そこに裸電球が一個ついていたわけです。そこが彼の住んでいる所だったんだ。その囲いの中に入ったら、小さい子どもが何人かいた。兄弟なんだろうけれども、誰かわからない。みんな黙っているんだよね。健一君も私も黙っている。こんな所にきてしまって、どうしようかなと思っていたら、おばさんが出てきた。たぶんお母さんだろうと思うけど、黙ったまま何かガラス瓶のふたをとって、子どもたちに……

――何かを分け与えようとするわけですね。

小倉　黙って、こう一人ひとりに何かを配っているんだ。やがて私の前にきたら、黙ったまま私の手にもそれを入れたわけ。私は、その態度に、すごく仰天したんだ。だって、私はいきなりきた知らない子でしょ。名前も聞かないで、その私にもまるで平等に渡したわけ。それに私は打たれて、健一君は貧しいと言われているけど、こんな素晴らしいお母さんがいるんだと感動して、ね。震えがきたんです。

――感動に震えたわけですか？

小倉　そうです。たしか四年生くらいだったと思うね。もらったものを見たらスルメだった。私はうれしくてね、みんなは貧しい家だというけど、この家は貧しくない。なんと幸せな人たちなんだと思った。それで、早くこのことを誰かに話したいと思って、早々に「ありがとうございました」とお礼をいって出てきたんです。

ところが、その家を出て、このことを親にいうのはちょっとまずいんじゃないかと思ったわけです。それは親に対する裏切り行為をしているようなことになるかもしれないと思った。ほかの家がもっと幸せだということは、自分の親は駄目だといっているようなものでしょう。これは誰にも言えない、誰にも話しちゃいけないことだと思った。このことが小学校四年生のときでしょう。それから母親が一〇一歳で死ぬまでの何十年の間、このことを母親に話そうか、どうしようかと私はずっと迷っていたんだ。

――小学校四年生からですか。

網谷 一〇歳ですよね。

小倉 私の母親が死んだのは、私が六〇歳をちょっと過ぎていたときだと思うんですね。だから五〇年ぐらい、私は迷っていたことになるね。

網谷 そのエピソードを話すべきかどうか。

小倉 そう。母親に言うべきかどうか、ずっと真剣に悩んだ。

網谷 先生は言いたかったのですか？

小倉 言いたかったけど言えなかった。

網谷 お母さんの反応がわかっていたから？

小倉 そういうことになるかな。それで、母親は死んじゃった。そのことは何も知らずに死んだんだ。

網谷 知らずに死んだ。その大事なエピソードを。

小倉　それくらい、私にとっては劇的なことだったんだ。

網谷　先生、それはいう、いわないのではなくて、どこかに罪悪感があったのでしょう。母親に対して。

小倉　うーん、そうかな。

網谷　自分の家よりも幸せなんじゃないかと感じた自分が母親を裏切ったような。

小倉　私と母親の関係は非常に複雑だったと思うんだね。父親とはわりと単純だったと思うんだけど、母親とは複雑だった。

――なるほど。

小倉　同じクラスにヤナギダ君という同級生もいたんです。ヤナギダ君の家も貧乏な家でした。お父さんは墓石を磨く仕事をしていた。大きな墓石を斜めに据えて、磨くんだ。刻んだりする仕事じゃなくて、ただ磨くだけの仕事です。石が光るように磨いていくわけです。それを、お父さんは黙ってやっているんだよ。ヤナギダ君は、バケツの中に磨く道具を入れて、それをお父さんに渡すお手伝いをしている。そういう姿をずっと見ていて、ヤナギダ君は立派な人だなと思っていたのね。

その家の前には下水が流れていて、ヤナギダ君のお母さんはそこでキュウリやらトマトやらを洗って、「あー、きれいになった」というんだ。私は、えー、こんな水できれいになるのか、と思ったけど、お母さんもヤナギダ君も、そのままキュウリをかじったりしているんだね。私は、かじる気になれなかったんだ。私の感覚では、その川の水は汚い水としか思えなかった。だけど、そんなヤナギダ君と私は大の親友だった。実は高校一年のときに自殺をしたのは、このヤナギダ君なんだ。

――先生と同じようにいろいろと物事を考え込むような秀才だったんですね。

小倉 そう。すごく優秀な人物だった。負けん気が強くて、もの静かだったけれども、断固自分というものをもっていて、ね。私は彼を尊敬していたんだ。ところが小学校四年生のときに、ヤナギダ君がもらい子だということがみんなにわかってしまったんです。なぜ、それが一〇歳のときにみんなにわかったか。私は、これも偶然ではないと思う。こういうところにも、一〇歳の大事さというのはあるのだろうと思うんだよ。

私も、ヤナギダ君がもらい子だということを聞いたときにえらく動揺したんだ。自分で自分の気もちが整理できないようになって、家に帰ると母親に向かって、「ヤナギダ君はもらい子なんだって」と言ったのね。そうしたら母親が台所仕事をしたまま「あ、そう。アンタもそうだよ」と言った。冗談だということはわかっていたけれども、私はものすごいショックを受けたんだね。

――はい。

小倉　一〇歳というのは、そういう年齢なんだよ。自分はもらい子じゃないかというような幻想をもつときなんだ。前に話したように、自分は自分だという感覚をもつということは、一応、親と切り離した自分を考えるということなのね。だから自分はもらい子じゃないかと考えたりする。本当の親はどこか別の所で生活しているんじゃないかというのが、一つの特徴なんだよね。

――一〇歳の、ですか?

小倉　そう、一〇歳の特徴。それが「自分は自分である」ということの出発点でもあるんだけど、そういう問題と絡んでいて、ヤナギダ君はもらい子だということを私が非常にショックに思ったというのは、自分もそうかもしれないと思ったからなんですよ。だから母親にいったときに、「おまえもそうだよ」というものだから、ショックで、ショックでたまらなかったわけだ。

いま思うと、あのときのショックが理由で、私は子どもの精神科医になったんじゃないかと思うんだ。精神科といったって、普通は大人でしょう。なんで子どもをやろうと思ったかというのは、そこにあるんじゃないかと思う。
すごいショックを受けて、「お母さん、あまりにもひどいことをいうじゃないか」といいたかったんだけど、これもずっと、一生悩んだあげく、母親にいえない。いえないまま母親は死んじゃった。そんなこともあって、私が子どもの精神科というものを選んだのは、そこに原点があるんじゃないかと思うな。

4　医学部時代は幻滅の日々だった

――先生のご出身は慶應大学医学部ですが、なぜ慶應を選ばれたのですか？

小倉　私の一番上の姉のだんなが、新宮高校で教師をしていたんです。物理と数学を教えていたんですが、その義理の兄貴が「精神科医になるなら医学部に行かなくちゃならない」と教えてくれたんだ。それで最初の年は東大一本で受験をしたんです。だけど東大は落ちて、二回目は東大と慶應を受けて、慶應にうかったわけだ。
義理の兄貴によると、数学と物理は「おまえ、すっかり正解しているよ」ということだった。「だけど国語と社会が弱かったね」と言うんだ。どうも、東大はこの二つの教科で落ちたらしいんだよ。慶應は三つか四つくらいしか科目がなかったし、ずいぶんやさしいんだなと思った。

――その慶應の医学部でも、子どもの精神医学というのはなかったんでしょう？

小倉 まったくゼロです。日本にはなかったし、その当時はまだ世界中にもなかったでしょう。

――世界中になかったんですか？

小倉 なかったと思います。

――なのに、どうして大学を卒業してからアメリカに行かれたのですか？

小倉 その話になると……

網谷 面白いですよ。ここからの武勇伝が。

――武勇伝、ですか？

小倉 武勇伝というか、医学部に入ったんだけど、幻滅の日々だったんだ。

――最初から。

小倉 そう。

――入学して、すぐに幻滅?!

小倉　幻滅の日々。医者というのは、なんてひどいことをするんだろうと思った。自分がひどいことをしているということの自覚が何もない。とんでもない集団だと思ったわけ。

――何がひどいか、わかりやすく具体的に話していただけませんか？

小倉　患者さんの、いいかえれば苦しんでいる人の気もちを正しく認識するとか、その人に手を差しのべるというようなことは医者は一切しないんだ。ただ自分の名誉欲しか考えていない。おれはこんな治療をした。こういう治療を初めてやった、と。患者さんの気もちとか、患者さんがどんなふうに苦しんでいるかとか、そんなことへの思いやりはカケラもない。いまでもそうだと思うけど、私が医学生のときは特にそういう傾向が激しくあった。そのうえ医者というのは、お互いに悪口を言い合って、足を引っ張る。

――大学病院の医局制度の腐敗をえぐった、まさに山崎豊子の『白い巨塔』（一九六五年）の世界ですね。

小倉　その通り。あの小説で描かれたような世界が現実に広がっているんだ。同級生が八〇人いたんだけど、私と同じような疑問をもつやつが一人もいない。これもショックだった。なんでおまえらは、こういうことについてショックに思わないんだ。おまえらもおれの味方じゃないのか、と思ったわけ。同級生たちとは、いまだにつき合いはない。同窓会費も一回も払ったことがない。

――なるほど。そんな絶望の日々の中でも、卒業はされたわけですね。

小倉　こんな腐った学校、早く出なくちゃと思って。

――その気もちが卒業へのモチベーションになった、と。

小倉　同級生も信用ならないし、私は孤立無援だった。でも、それで結構だと思っていた。こんなやつらと関係もちたくないや、と思っていた。毎日、先生や、その先生の先生やらに腹が立ってしようがなかった。怒ってばかりいた。

――はい。

小倉　医学部の教授って、本当におかしいのばかりなんだよ、これが。
ある教授は、教壇の上に本立てを立てて、そこに自分の書いた教科書を置くんだ。すると生徒の顔は見えない。もちろん学生のほうからも先生の顔が見えない。

――教科書の表紙だけ見えると。

小倉　そう。それで教科書をただ棒読みするんだよ。私は、バカじゃないかと思った。人にものを教えるということの基本すらわきまえないやつが、なんで患者さんを診ることができるんだと思った。もっと腹が立つのは、いつも教授が講義をするときはその横に医局員が並んでいることだ。学生は座っているんだけど、医局員は立っているんだ。あるとき、黒板消しがなかった。そうしたら教授が「黒板消しがないじゃないか」と大きな声でいった。そうしたら、一斉に自分のハンカチを取り出して……

――ハンカチで消すんですか？　立っている医局員が。

小倉　われ先に、ね。あきれちゃって、こんな人の講義を聞いてもしようがないと思って教室を出たことがある。また、ある外科の先生は「おまえらに手術の方法なんか、いまの段階で教えたってしようがないな。だけど、仕方がない。ちょっと教えるけど」って。そんなことをいって、もったいつけて教えるわけだ。もう一人別の教授は、遅れて入ってくる生徒がいると、意地悪して「いまちょっと遅れてきた人がいましたから、もう一回最初からお話しします」と、また同じ話をする。漫画以下だよね。

網谷　漫画以下（笑）。ギャグ漫画ですね。

小倉　ばかばかしくてね。

――同級生はどうして疑問や怒りを感じないのかとも思われたわけですね。

小倉　そう。あきれ果てて、この人間の集団は何なんだと思った。こういうのが医者になるのかと思うと、本当にいやになった。

精神科の授業も、ただ「こんな症状があります」「あんな症状があります」でおしまいなんだよ。私にしてみれば、なぜその患者さんはそういう症状を訴えることになったのかということを知りたいわけです。しかし、そういう説明は一切なく、ただ症状を並べるだけで、ね。そんなことで病気を理解したことになるのかと、腹が立ってしようがない。

――なるほど……

小倉　それから医学部では臨床講義というのがあるわけです。階段教室で、みんな高い所にいるわけね。その教室のすり鉢の底のスペースに患者さんを連れきて、教授が質問したりするわけだ。臨床講義というのは、非常にレベルの高い講義だということになっているんだけど、あるとき若い女性のケースで、こんなことがあった。そのときは精神科だけではなく内科の先生とか、いろんな科の先生がいて、ね。患者さんは、やせ症というか、拒食症の患者さんだった。その若い女性の患者さんを、教授が命じて、みんなの前で裸にさせたんだ。若い学生が大勢いるんだよ。そんな場所で若い女性に「裸になれ」と言うんだ。私は、とんでもないことだと思った。患者さんにしてみれば、みんなの前でさらしものになるわけだ。

網谷　それは何が目的ですか？　拒食症でこれだけやせたということですか。

小倉　「拒食症のやせ具合をしっかり見ろ」ということなんだ。骨だらけになっていてね。教授は、その患者をみんなに見せて、「こんなにやせてもおっぱいだけは、大きさは変わらない。それが特徴だ」というわけだよ。

――それを見せたかったわけですか？

小倉　そう。拒食症ではなく内分泌の病気でやせる病気もあって、その場合は、おっぱいも小さくなってしまう。拒食症との、その違いを見せるというわけなんだけど、そのために若い女性をみんなの前でさらすなんて、とんでもないことだと思った。正視に耐えなかった。どうして患者さんに対する思いやりがないんだろうと、腹が立ってしようがなかった。あまりにも腹が立って、どうしようもなくなって、その患者さんが病室に帰るときに、授業の途中だったけど、私はその後をついて歩いていたことを覚えている。ここの先生たちは、病気の人の苦しみとか悲しみとか、そういうことについての配慮がまったくない。こんなのは医者とはいえないと思った。毎日が、そういうふうだったね。

5　いろいろな患者たちとかかわって

小倉　整形外科にはね、とても偉そうにしている教授がいたんだ。回診と称して、ずっと医局員を引き連れて歩くんだ。

――本当に『白い巨塔』ですね。

小倉　その最後には学生もついてくる。

網谷　大名行列ですね！

小倉　全部で五〇人ぐらいになる。みんな病室の中へ入るんだけど、私は中に入りたくない。それでいつも廊下で突っ立っていた。ふてくされて、ね。そのとき、かかとを骨折して整形外科の病棟に入院していたおじいさんがいたのです。そうしたら、その教授が、その骨折したところを指さして、「主治医は誰だ」と怒鳴ったのね。

――はい。

小倉　すぐに若い主治医が、真っ青な顔をしてすっ飛んできて、「私です」と言った。すると教授は「これを見ろ。これはがんじゃないか」「がんであることがわからないのか」

と怒鳴るんだ。患者さんの目の前で、だよ。

いまと違って、その当時は、がんは絶対告知しない。秘密の秘密だった。それを、いきなり大声で、みんな患者さんがいる所で、「がんじゃないか。そんなこともわからんのか」というんです。そうしたら、整形外科の医者が「わかりませんでした」とかいって震えているんだよね。その震えている医者たちに、教授は「外科の医者にすぐ連絡して、処置してもらえ」というわけね。

私は腹が立ってね。患者さんに対する影響を、どうしてこの教授は考えることができないのか、それで教授なのか、と。〝教授なんてクソくらえだ！〟と思った。

――過激ですね。

小倉　だけど、それが真実ですよ。そのとき、私は腹が立ってしようがないから、ふてくされて壁にもたれていたんだね。そうしたら医局員がやってきて、私の足をストンと払ったんだよ。私は尻もちをついた。その私に向かって「態度に気をつけろ」というから、「おまえこそだ」といったんだ。我慢ならない。腹立っていたから、ね。「何を」というから、「何だ」となった。医学部では、先輩に対してそんな言葉を遣うなんてとんでもないことなんだ。

――すごいヒエラルキー（ピラミッド型の階級、権力構造）なんですね。

小倉　そう、すごいヒエラルキー。一年上というだけで、もう先輩なんだ。そういうのは腹が立ってしようがない。昔だったらすぐ蹴跳ばしていたね。

――例の顔面跳び蹴りですね。

小倉　うん。昔なら、跳び蹴りしていたね。そういうことがいっぱいあった。

たとえば小児科で、再生不良性貧血という、大変予後の悪い病気があるんだ。その病気をかかえた四歳くらいの男の子がいたのね。おそらく助からないんだけど、骨髄移植というのをするんだ。ほかの人の骨髄に針を刺して採った骨髄液を、その子の骨髄に入れるわけです。その方法というのが残酷でね。子どもを縛りつけておいて、麻酔も何もしないで、足のここへいきなりドリルでガーッと穴を開ける。

――足の向こうずね、ですね。

小倉　そう、向こうずねだよ。弁慶の泣きどころ。そこにドリルで穴をあけて、圧力でぎゅっと骨髄液を注入するわけです。子どもは泣き叫ぶ。お母さんは、もういたたまれないから、外に出ていって、外で泣いているんだよ。私もその場にいたたまれない。しょうがないからお母さんの所に行って、ただ一緒につっ立っていた。

――　乱暴過ぎる治療ですね。

網谷　リンチですよね。

小倉　まったくだね。私も何もできないから、ただ、泣き崩れているお母さんのそばで黙って立っていた。

網谷　その子にとっては拷問ですね。

小倉　それで、私はその医者に、「先生、あれ、いかにもひどいじゃないですか。せめて麻酔くらいしてください」といった。すると「麻酔はしたって意味ない」というんだ。「意味ないってどういうことですか」といったら、何だかんだと、言い訳にしか聞こえない理由をいう。私は、「そんなもの、治療ですか」ときいた。その先生は「どんなに痛いといっても必要な治療をするのが医者だ」と怒鳴り出すんです。私は「それが医者だというなら、私は医者なんかになりたくない」と怒鳴り返した。そうしたら「勝手にしやがれ」というんだ。それで私は「勝手にする」と言った。

――　売り言葉に買い言葉みたいですけど、それほど我慢ならなかったという気もちがよくわかります。

小倉　本当に我慢ならなかったんだ。そのころは、がんは告知してはいけなかったといったでしょう。ある子宮がんの患者さんがいてね。その人を車椅子に乗せて、レントゲン写真だったか何かを撮りに行ったんだ。私はまだ学生だったんだけど、一人で車椅子を押して行ったわけ。エレベーターの所にきてボタンを押しても、エレベーターがこないんだ。当時のエレベーターは外側と内側に二つドアがあって、内ドアをきちんと閉めなかったら、ボタンを押しても動かないようになっていたのね。それで私は「ドアを直してくるから、ちょっと待っていてね」といって、エレベーターが止まっている階まで階段を駆け下りていった。そしてドアを閉めて、患者さんがいる階までエレベーターで上がっていった。

ところが、その間に、患者さんは、車椅子の背中に入っていたカルテを見ちゃったわけです。そのカルテには「がん」と書いてあった。それで、患者さんは自分ががんであることを知ってしまったんですね。そうしたら、なんで患者さんはがんを知ることになったか、ということが問題になって、私はみんなからえらく責められたんです。「何ていうことをやったんだ。おまえ、やったことの重大さがわかっているのか」と、さんざん油を絞られた。私は謝るばかりでした。本当に申し訳ないと思って、私は毎日その患者さんの所に行ったんです。授業が終わってから、ちょっと薄暗くなったような時間だったけど、ときには夜になることもあった。

――その患者さんのそばで、何をされるんですか?

小倉　患者さんのそばに行っても、何もいうこともないし、何もできないわけね。その人は手術をしたんだ。その手術室に私も入ったんだけど、お腹を開いて駄目だなと。「そのまま閉めましょう」ということになった。つまり、もうその患者さんは死を待つだけになったわけです。まだ抗がん剤なんてない時代だから、ね。そのうえ、この患者さんは私のせいで、がんということは知っちゃったわけだ。だから医者も、仕方がないので事実を告げるしかなかったんです。

――つまり、その人は自分が死ぬということを覚悟していたということですね。

小倉　おそらくね。そういうことがわかっていたものだから、私は毎日行って、黙って座っていた。特に会話もせず、ただ座っているだけだった。最初はその人は、私のことをちょっと恨みに思ったようにも見えたね。

――何歳ぐらいの患者さんだったのですか?

小倉　もう五十代半ばくらいの人だったね。私が毎日やってくるものだから、彼女もちょっと困ったんじゃないかな。そんなことがあって、だんだん話をするようになってきた。だけど医学的なことは、まだ学生の私にはわからない。それで日常会話みたいな、アホな会話ばかりするしかないんですね。私も、いまさら申し訳ないとも言えないし、なにか変な関係なんだよね。そのうち、患者さんが弱ってくるわけだ。自分でもわかったんでしょうね。あるとき、その患者さんが黙って私の手を握ったのね。手の中にお金が入っていた。一〇〇〇円だった。あの当時、一〇〇〇円って大変なお金だった。

――どれくらいの価値があったんですか?

小倉 当時、私は黒澤明の映画のエキストラなんかのバイトに行っていたんだけど、そのバイトをすると一日三〇〇円で昼飯がつくという時代だったね。

――へぇ、何の映画ですか?

小倉 いろいろ。『七人の侍』とか、次から次へと出ているんだ。

網谷 そのバイトは、お弁当が出るんですね。

小倉 うん。弁当が出るので行った。それでも一日三〇〇円でしょう。一〇〇〇円といえば、三日分より多い。ちょっとびっくりしちゃって、ね。

網谷 いまだったら三万くらいですか。

小倉 もっとだと思うな。ちょっと私、ちゅうちょしたんだ。そうしたら「いいの、いいの」というんだよ。仕方がないので「はい」と言ってもらった。それからすぐに亡くなっちゃうんだけど、そんなこともあった。
肉腫という、たちの悪い病気もあった。十代の若い女の子で、大胸筋に肉腫ができて、それがリンパ節に移って、すごく大きな腫瘍になっている患者さんがいました。

――片方の胸一面くらいの大きさですか。

小倉 うん、それくらいはあったね。表面に、ぐっと露出しているわけです。しょっちゅう出血していて、なによりも、ものすごい悪臭がするんだ。臭いんだ。その女の子は、いつも怒っていて、不機嫌だった。いまだったら精神科の対象だと思うけれど、外科の患者さんで、外科の医者が毎日やっていることは臭いをとるためにクロロフィルを塗るだけなんだ。それは、まわりが臭いで困るだろうというので塗るだけで、本人の治療のためになんか何もならないわけだ。もう絶望的な状態だった。

――手術もできないんですか?

小倉 できない。医者は黙ってクロロフィルを塗るだけで、ほかは何もしないわけ。だけど私は、ほかに何かできることがあるんじゃないかと思った。だって、その人は苦しんでいるわけです。その患者さんの苦しみを、何とか和らげる方法があってもいいはずだ、と私は思った。そのころは、患者さんの苦しみを和らげるという、いまの緩和ケアのような思想はないわけね。だけど私は、患者さんの苦しみをとることこそが医療じゃないかと思ったんです。どうしようもできない病気は世の中にある。それについては治療できない。でも、苦しんでいる患者さんを助ける方法は、なくてはならないと思った。そういうことを主治医にいっても、「そんなもの何もない」というだけなんです。だから私は、このときも毎日、その患者さんのもとに行っていたんだ。できる限りの時間、そこにいるようにしたんです。

――はい。

小倉　そこには、いつもお母さんが付き添っていたんです。これは後でわかってくるんだけど、実はその子は養女だったんだね。実の子ができなかったのでもらい子をした。その子がこういうことになっちゃったわけです。お母さんは、ずっと付き添いを続けていて、疲れ切って、ほんとに死にそうになっているんです。私は、二人とも気の毒だと思った。といっても、私もどうすればいいのかもわからないし、当時はそんな方法を教える人も誰もいないしね。だから、ただそばにいるだけでもいいんじゃないかと思って、私はずっとそばにいたんだよ。

その患者さん、やがてだんだん意識がなくなって亡くなるんだけど、亡くなる寸前に、お母さんは寝ていたんだよね。それで私は、お母さんを起こした。もう、お母さんは疲れ切っていて、養女が死んだのを見ても何も感じないみたいでした。私は、ずっとお母さんの手を黙って握っていたんだね。すると主治医は、「おまえは何をしているんだ」とかいって叱るわけ。何をしているって、私は私ができることはこれしかないと思ってやっているわけだけど、「おまえは余計な存在だ」とか言われて、ね。大学時代は、そういう日々なんだよ。

―― それは、すでに五年生くらいになってからのことですか。

小倉 そうそう。

―― もう学部の勉強は終わって、各科をまわっていたと。

小倉 そう。基礎医学を学んでいるときは、ここまで腹の立つ日はあまりなかった。でも臨床に移ったら、もう腹の立つ日々の連続なんだ。こんな所からは早く出なくちゃいけないと、そればかり思っていた。

6　精神科は絶望的な所だと思った

――先生は高校生のときから精神科医になろうと決めていたわけですよね。

小倉　そうそう。

――小児科とか整形外科とか、臨床のためにまわらないといけないからまわっていらっしゃったわけですけど、精神科でも腹を立てておられたんですか？

小倉　一番腹が立った。いままで話したことよりもっと腹が立った。精神科というのは絶望的な科だと思いました。患者さんの苦しみなんて、ぜんぜん考えないんだ。

――わかろうともしない。

小倉　しない、しない。患者さんのことをわかろうとか、患者さんの気もちを知ろうとか、そういうことは一つもない。ただ、どういう症状があるか。その症状を羅列するだけなんだ。その当時はまだ薬もない時代でした。いまはいろいろいい薬ができて、薬で治すということで症状に合わせた薬を出すようになった。しかし、それもない。だから、いったい精神科の医者は何を考えているのか、まったくわからないいんだね。

――当時は、鉄格子のある部屋、隔離病棟というんでしょうか。そういう部屋に患者さんを入れておくだけ、という感じだったのですか？

小倉 だいたいどこでも鉄格子でしたね。医学部の学生は、実習といっても大学の中にある病棟での実習しかないわけです。一般の精神病院に行くということはなかったんです。しかし私は、学生の身分でありながら、次から次へ精神病院に入っていったんだ。勝手に、ね。だからよくわかっている。

――勝手に入っていくんですか?!

小倉 そう。誰の許可も得ずに入っていった。

私、白衣を着ることが大嫌いだったんです。白衣を着ることは恥を着るような感じがしていて、恥ずかしくて白衣は着なかった。でも、臨床実習に行くときは、患者さんの前に行くわけなので白衣を着なくちゃいけないから仕方なく着ていたんです。すると誰も「お前は、誰だ」などと問わない。

――フリーパスなんですか、どこの病院も。

小倉 そう。「誰？」ということは聞かれない。みんなそこの病院の医者だと思っているんです。バカな話だと思ったけど、私にはありがたかったね。そういうふうにして精神病院に行って、もっと私は驚くんです。

医者は患者さんを診ないんだ。患者さんの面接をしない。何しているかといえば、碁や将棋をしている。あるいはテニスをしたり、キャッチボールなんかしているんだ。そして、患者さんの幻覚とか妄想の話をネタにバカ話をしているんです。「患者がこんなバカなことをいったぞ」と笑っているわけ。しかし、それは笑うことじゃないでしょう。真剣に考えなきゃならないことだ。なのに「あいつはこんなバカなことをいうんだ」と笑う。私は許せないと思った。こいつら、患者さんを何だと思っているんだと思って、腹が立って、腹が立ってしようがない。

不幸なことに、あのころは日本人の食料事情はみんな悪かったけれども、精神病院の食事なんてもっとひどいんだ。精神科の患者さんはみんな栄養失調なんだ。スタッフだって半分はそうかもしれないけど、だからみんな肺結核になるわけです。それで精神科の医者というのは肺結核の診断ができないと駄目といわれていた。

―― この患者は肺結核であると診断するわけですね。

小倉 うん。そうでないと、みんなに感染するからね。自分にも感染してしまう。

―― 結核とわかると隔離しなきゃいけないわけですね。

小倉　そう、隔離する。それで精神病院の隔離病棟というのがあるわけ。

――肺結核の人ばかり。

小倉　肺結核の人たちばかりで、そこは惨たんたる所だったんだよ。地獄みたいな所なんだ。咳をして苦しがっていても治療なんかしないわけだよ。早く死んでもらいましょうという感じなんだね。

――家族もそれを願っていたりするわけですよね。

小倉　そうだね。はっきりは言わないけど、そういうことなんだ。そんな病棟に学生の身分で入っていったわけだよ。そういう部分は、学生には絶対見せないことになっているわけじゃないの？　そんなところを見たら精神科に入ってこようとしないだろうというのもあったかもしれないね。だけど私は自ら入っていったわけね。それで、私は患者さんたちが気の毒で、気の毒で、どうしようもないんだ。

――病院の門を入っていきますよね。入っていって、たとえば医師のいる部屋で座っていても何もいわれないんですか？

小倉　医者のいる所には行かないんだ。白衣を着て、いきなり病棟に行くんです。病棟に行くと、看護婦さんとか看護助手の人がいるわけで、その人たちが白衣を着ていると中に入れてくれるわけです。「誰ですか？」と詰問しないんです。そういうふうにして、いろいろな病院を見てまわって、私は、日本の精神科の患者さんが気の毒だと思った。こんな気の毒な状態を、どうして放っておけるのかと思ったわけです。それはすべて医者が悪いんだと思ったから、こんな腐った所にはいられるかと思ったわけだ。

7　メニンガー博士の存在が希望になった

小倉　私は、たしかに高校のときに精神科に進もうと思った。そして、ずっと精神科の治療は子どものときから始めなきゃ駄目だと思っていたけれども、子どもの精神科というのは存在しなかったわけよね。教科書にも何も書かれてないし、そんなこと語る人は誰もいなかった。そういう意味でも、私は、がっかりしていたんです。

――なるほど。

小倉　ところがそういうときに、カール・メニンガーという有名な先生が設立したメニンガー・クリニックという病院がアメリカにあることを知ったんです。メニンガーが書いた『おのれに背くもの』（日本教文社）という本が日本語になっていたわけ。

――はい。

小倉　それから『人間の心』（日本教文社）とかね。そういうタイトルのメニンガーの本が、心理学の先生によって訳された。これらの本は精神科の医者向けに書いた本だけれども、日本では精神科の医者は見向きもしないので、心理の先生が訳されたわけですね。

私は、それらの本に触れたときにびっくりして、こんな精神医学も世の中にあるんだと思った。子どものことは書いていなかったけれども、人間の苦しみ、その根源的な苦しみに触れていたり、人間的に接することがいかに大事であるとか、そういうことが書かれていたんです。症例みたいなものは何も書かれていない。ただひたすら、人間として苦しんでいる患者にどう接するかということが書かれているわけですよ。

そもそも人間の心って、どういうふうに働くかとか、そんなことは大学では教わったことはなかった。日本でも南博さんの『社会心理学』（岩波新書）なんて本が出て、たしかにこの本にも圧倒されたし、心理学の宮城音弥さんの本なんかも読んだ。だけど、どこか物足りなかったんです。ところがカール・メニンガーの本を読んだときは、すっかり興奮してしまったんですね。もう、この先生の所に行きたい、と思ったわけだ。私は「決めた！」と思った。絶対、アメリカに行く、と。この先生の所に行くと決めたです。

その当時、私の卒業は昭和三三年だけど、そのころって、アメリカに行くなんていうのは特殊な地位の人や特殊な貢献ができる人などに限られていたんです。

――留学なんていう話は……

小倉 ない。ある特定のことを成し遂げて、向こうへ行っても何か貢献できるような人、あるいは向こうに行って学んだことをもって帰ってきて日本で役に立てることができる立場にある人ぐらいしか行かれないわけだ。たかが医学部を出たばかりの人間が留学なんて、相手にもされない時代でした。

それでも私は「アメリカへ行きたい」といい始めた。私の親戚は、アメリカどころか、いろんな国に行った人がたくさんいるわけだから、みんな「ああ、いいじゃないか。行け、行け」というわけだ。

――留学費用も大変だったんじゃないですか？

小倉 あのころは一ドルが三六〇円で、たしか三〇〇ドルまでしかもち出しができない時代でした。父親は、それくらいのお金なら出してやるといってくれた。三〇〇ドルって、いくらになるかな？

――三〇〇ドルに三六〇円掛けると一〇万八〇〇〇円ですね。でも当時のお金にすれば大変な金額ですよ。

小倉　私も一生懸命アルバイトしていたけど、アルバイトで貯めたお金は、そんなにいくらもないわけだから、親にお金を出してもらって留学するということになるわけだ。

そして、もう一つ親が言ったことがあった。困ったことに、「アメリカに行ってもいいんだけど、一人でやらせるわけにはいかん」と言ったんだよ。

――それは結婚してから行けということですか？

小倉　だから、「一人じゃ駄目って、どういう意味？」と、私は訊いたわけだね。父親は「どういう意味もこういう意味も、わかっているだろう」という。そうか。じゃあ、手っ取り早く一人見繕ってくれと（笑）。

網谷　なにか、お土産みたいですね（笑）。

小倉　そうして結婚したのがワイフです。

ともかく、とりあえず結婚式を挙げようということで、私のおじが牧師だったから、その教会で挙げました。サンドイッチとかジュースで披露宴をやって、デザートにアイスクリームがあってという、そんな結婚式だったよ。

――一人で行かせられないぞ、と親が言ったのは向こうに一人で行かせたら、向こうのお嫁さんを連れてくるかもしれないということですか？

小倉　それは考えなかったな。一人じゃ信用ならんということだったんじゃないかな。

――なるほど、誰かお目付け役みたいな人を連れて、ということですか。そうして、ご夫妻でアメリカに渡られたわけですね。

第四章　アメリカで精神科医としての武者修行

1　何も調べず無鉄砲に飛び込んだアメリカ

――第四章では、一九五九（昭和三四）年にアメリカに行かれてから、六七（昭和四二）年に帰国されるまでの先生のさまざまなエピソードをお聞きしたいと思っています。先生は、最初からカール・メニンガークリニックにいかれたのですか？

小倉　いえ、最初は違う病院でした。アメリカの、ある病院で採用してくれるということになったので、とりあえずそこへ行くということにしたんです。それで行ったら、外国の人間がパスしなきゃならないという試験がある、というんですよ。

――それは何の試験だったんですか？

小倉　ＥＣＦＭＧという資格をとるための試験なんだけど、これに通らなくちゃ向こうでは医療行為をしてはいけない、というんだ。そんなところまで調べてなかったんだよ。とにかくアメリカへ行ったら何かが開けると思っていただけで、それくらい私は無鉄砲だったわけだね。後で聞くと、日本で試験を受けてから行ってもよかったんだ。だけど「まずその試験を受けてからだ」というから、急きょその試験を受けた。

――難しい試験なんですか？

小倉　二〇〇問くらいあったかな。〇×でやるマークシートというやつなんだ。いまは当たり前だけど、そんなタイプの試験、初めて受けた。そして、それに通ったので晴れて正式に向こうの病院に勤めることができたんだね。

――なるほど。

小倉　これは後でわかるんだけど、カール・メニンガー研究所にはなかなか入れないというんだ。アメリカ人だって入れない所なんだ。

網谷　行ってから知ったという。

小倉　そう。行ってから知ったんだよ。

網谷　調べないで行ったのですね（笑）。

小倉　何も調べない（笑）。「おまえ、日本人があんなとこ、入れるわけがないじゃないか。バカじゃないか」といわれるわけです。実際そうなんだ、非常に難しい。さらに、その病院に入って驚いたのは、アメリカの医学校を出ていない人間は、アメリカでもう一回、インターンをやらなくちゃいけないという規則があるとわかったこと、ね。

――それでインターンもされたんですね。

小倉　一年間、インターンをやりました。だけど、このインターンはよかったと思うな。

——よかった?!

小倉　うん。後で思えば、ね。もちろん、そのときは嫌だなと思ったけれども、日本と違って実に実践的なんだ。日本のインターンはインチキで、ただ見学しているだけ。インターンは何も発言してはいけないというアホみたいな制度だった。だから、いまではなくなったわけだけど、ね。ところが、向こうのインターンというのは、一人前の医者として何でもできなくちゃいけないんです。

だから、私、そこでいろんなことを経験できることになったんだよ。脳外科の手術もやったし、産科では一〇〇人くらい赤ちゃんも取り上げたし、ね。交通事故でグジャグジャになって運ばれた患者の手術とか。とにかくやらなくちゃいけないわけだから、いろいろやった。だけど、いまは、そういうのもやれたのでよかったと思うな。それから英会話の面でも、私は日本では割とできたほうかもしれないんだけど十分ではもちろんなかったわけで、一年間訓練できてよかったと思うね。

網谷　先生はアメリカで〝ドクターヘリ〟にも乗っていたと、以前、おっしゃっていたでしょう。

小倉　ヘリコプターじゃなく飛行機だったんだけど、それはずっと後の話しね。私は、アメリカに八年ほどいたんです。

――はい。

小倉　最初の一年はインターンでしょ。精神科の基礎訓練をアメリカで受けなければ、メニンガー研究所には行かれないということもわかるわけだ。もともと、私は精神科の医者としての訓練を日本で受けていなかったわけだから、もちろん日本にいるときはそれで結構だと思っていたわけね。それで、三年間、基礎訓練をやりました。その二年目のときに、イェール大学の大学病院での研修医をやることになるんです。ところが、その有名なイェール大学に行ってみたら、なんと日本の医学校と同じなんだよ。

――権威主義ですか？

小倉　権威主義なんだ。医者は絶対的なんだ。患者のことはどうでもいいんだ。患者はモルモットなんだ、いうなれば、イェール大学でやっていたのは実験、実験、実験なんだよ。自分たちの学説や薬なんかの効力を実証する。

――製薬会社とつるんだりしていたということですか？

小倉　つるんでいるわけ。〝患者の苦しみなんかクソくらえ〟ということだ。私は、なんだ、これは日本と同じじゃないか、と思って腹が立って仕方なかった。

イェール大学はコネチカット州のニューヘイブンという町にあるんです。大学病院の名前がGrace-New Haven Community Hospitalというんだね。“Community”、つまり「共同体」、「地域社会の」という言葉が入っているんだ。私、腹が立って、病院長の所に行ったんだ。「この病院の名前はGrace-New Haven、そこまではいいんだけど、Community HospitalとCommunityという言葉が入っているじゃないか。いったいあなたは、Communityってどういう意味で理解しているんだ」と迫ったわけ。

——はい。

小倉　「私が見ている限り、ここの医者はCommunityなんて頭にないぞ。患者さんの利益を考えるというのは何もないぞ」と。「もし、この名前をこれからも使いたいというなら、Communityだけ外してくれ」と言った。Grace-New Haven Hospitalにしてくれと。生意気に、そんなことを言ったんだ。訓練中の医者である私が、ね。

網谷　カッコいいですね（笑）。

小倉　そうしたら、その院長というのは、鳩が豆鉄砲を食らったような顔をするだけで、何もいわないんだ。私がいったことに反論はできないと思ったのか、どう思ったかわからない。ただアホみたいな顔をして、ね。私が狂っている人間だと思ったのかもしれないね。院長がボタンを押したら誰かやってきて、その人に連れ出されて（笑）……

網谷　映画で観るワンシーンのようですね。学長に研修医がモノいって引っ張られていくという。部屋から出されちゃう……

小倉　バカみたいな話だね（笑）。とにかく医者が威張っていてどうしようもないんだね。私も腹が立って、今度は精神科の責任者の所に行って「私はここにはいられない」といった。「世界に名だたるイェール大学がこんなことをしているとは信じられない。あなた、これでいいと思っているのか」といったら、「いられないなら結構、どうぞお引き取りください」といわれちゃった（笑）。

2　人間、本気になればできないことはない

――それで「お引き取り」（笑）になったんですか？

小倉　いやいや。私は一年契約だったんだけど、半年で結構だといわれたわけです。それで、また別な所に移ったんだよ。向こうにしてみれば、世界のイェール大学にケチをつけ

るなんて考えられないことだよね。だけど私は、慶應大学と同じだと思った。慶應より、ひょっとして学問のレベルは上なのかもわからないけど、私は、とにかくこんな所にいられないと思ったんです。そんなふうにして、基礎の三年は終わったわけね。

――はい。

小倉 その後、ようやく念願の子どもの訓練を受けられるようになるわけだ。すでにいったけど、子どもの精神科をやるためには精神科医としての基礎の三年をやってないと駄目なんです。これが必須条件なのね。ところがもう一つ必須条件があったんだ。二年間だけど、フェローシップというものをやらないといけない。子どもの精神科のフェローシップですね。アメリカで、ようやく子どもの精神科の訓練の仕組みができたばかりの時期だったんです。

――ようやくですか？

小倉 ようやくできたばかりで、その訓練を受けるためにはアメリカ人でなくてはならんといわれたんです。「市民権がなければ駄目だ」といわれた。

――それは厳しいですね。

小倉 そう。それで私は、私のスーパーバイザーの一人である女性に相談したんです。その女性は、私の話を聞いて横を向いて、「人間、本気になればできないことはない」とつぶやくわけだ。

網谷　カッコいい女性ですね

小倉　私も、チクショーと思った（笑）。このおばさんは、フローレンス・パウダメーカーという著名な女性です。日本にとって大事な人だったんだ。

――どういうふうに大事な人なのですか？

小倉　マッカーサーが日本の占領政策を決めようとしたときに、ルース・ベネディクトの『菊と刀』という本を読んだ。

――それは、よく知られていますね。

小倉　だけどマッカーサーは、あれでは満足できなかったんです。ルース・ベネディクトの書いた本は、日本へきて調べた本ではないというわけね。違うと。マッカーサーはそのことを知っていたんだ。それで、直接日本人に会って、日本をしっかり研究した人の意見を聞いて、占領政策をつくりたいというわけだ。そこに現れたのが、このおばさんだった。

フローレンス・パウダメーカーというのは、女性だけど陸軍の軍医だった。陸軍の軍医でもずっと上の人で精神科医だったわけ。軍隊の中で集団精神療法というのを始めた人です。軍隊で、次から次へと、数多くの患者さんが出ちゃって、一人ひとり診ていることができなくなって、グループ療法というものをフローレンス・パウダメーカーがつくったわけ。

―― 太平洋戦争では、ものすごい数の米兵が戦争ヒステリー（神経症）になったといわれています。

小倉 シェルショック（戦闘ストレス反応）ともいうね。それで太平洋戦争のとき、フローレンス・パウダメーカーはずっと従軍していたわけなんだ。沖縄にもきていた。そして戦争が終わって、引退していたんです。それをマッカーサーはもう一回現役に復帰させて、日本をくまなく歩かせた。

―― なるほど……

小倉 その人が、私がアメリカに行ったときに、もうすっかり引退しておばあさんになっていて、私のスーパーバイザーの一人になってくれていたのです。彼女は日本のことについては非常に理解があったから、私のこともよく面倒を見てくれた。大変ありがたかった。そのパウダメーカーさんが、さっきいったように「人間、本当にやる気があったらやれないことはない」といったわけだよ。

でも、どう頑張ったって、私はアメリカ人にはなれない。どう見たってアメリカ人じゃない（笑）。だけど、このフローレンス・パウダメーカーがいうように、絶対やろうと思えばやれるはずだと。じゃあ、どうすればいいか、と思ったわけだ。

それでしようがないから、一か八かメニンガーに問い合わせたんです。「こういう問題があるんだけれども、どういうふうにしたら訓練を受けさせてくれるか」と質問したら、「二年間、自分の生活費をどこかで工面することができれば、訓練を受けさせてもいい」という返事がきたわけだ。ならば、二年間の生活費を何とか見つければいい。そう思ったわけです。

3　死ぬほど厳しかった訓練

―― 子どもの精神科というのも、メニンガー研究所で編み出されたわけですか？

小倉　そう。メニンガー研究所は、数少ない子どもの精神科の訓練のセンターの一つだった。まだそのときは、子どもの精神科は、アメリカ全土で五つか六つしかなかった。そのなかでもトップがメニンガーだったんです。

―― 先生は、最初からメニンガー研究所しかないと決めていたから、そこに連絡を取ったということですよね。

小倉　そう。ほかには連絡しなかった。すでに話したように何年か前に読んだ本の影響で、そこしかないと思っていたからね。それで、二年間の生活費を何とか工面しようと思って、アメリカの大きな企業、GEだとかフォードだとか、そういう企業に手紙を書いたんだ。五〇社くらいに書いたと思う。自分のいまの状況を説明して、「二年間の生活費を出してほしい。アメリカで子どもの精神科のことを勉強したら、日本に帰って、それを日本に広めるから」と、私としてはそういうウソを書いて……

―― ウソだったんですか？

小倉　ウソだよ。だって、その時点では、そんな可能性なんかあるわけないでしょ。でも、そういう美辞麗句を並べないと駄目だと思って五〇社くらいに手紙を出した。返事がきたのは一つ。あとは無視だった。

網谷　どこから返事がきたのですか？

小倉　フォード社のフォード・ファウンデーションから返事がきた。「お金を出してもいいよ」と、「その代わり、半年ごとにレポートを書け」ということなんだ。そこで何が起こり、何を学んだのかというレポートを出せということだった。結局、レポート書かなかったけど（笑）。

網谷　書かなくてもいいんですか。

小倉　書かなかった。そんな、書く暇なかった。

網谷　それでも、お金は振り込んでくれたのですか？

小倉　振り込んでくれたね。ほんとに忙しくて書く暇ないんだ。メニンガーでは大変な二年間になるんだよ。死ぬかというぐらいの二年になった。そこでは一クラス六人いたんだけど、五人アメリカ人で外国人は私一人だった。同じように訓練されるんだ。当たり前だけどね。抱えられないくらいの本を積まれて……

――外国人でも手加減はないわけですね。

小倉　そう。「これだけ来週までに読んで、レポートを書いてこい」というわけだ。毎週そういうことだよ。

――たしかにフォードにレポートを書く暇はないですね。

小倉　研究所のレポートはウソは書けないんだ。同級生のアメリカ人が厳しくて泣いているんだよ。いい大人がなぜ泣くんだと情けなかったですね。それで、おれは絶対泣かんぞと決めた。本当は泣きたいくらいだったけど、ね。

――アメリカ人でも泣くくらい厳しいんですね。

小倉　ほんとに厳しかった。それで、これは後でわかったことなんだけど、私がメニンガー研究所に入るために、フローレンス・パウダメーカーさんが推薦状を書いてくれていたんですよ。その推薦状の写しを、ある有名な先生が見て「おまえ、パウダメーカーさんが、こんな文章をおまえのために書いてくれるって、どういうことだ」とかといわれてわかったんだ。パウダメーカーさんは日本に愛着があったんじゃないかと思う。だから、私のためにいい手紙を書いてくれたんだと思うんだ。でも、この手紙があったからメニンガーに行けたのかもしれないね。

網谷　そのメニンガー研究所が先生の原点になるところですね。

小倉　うん。そこで子どもの精神科の訓練を二年受けることになるんだけど、その一年目(一九六三年)の一一月二二日に、ケネディ大統領がテキサス州ダラスで暗殺されたんです。あれはショックだったね。私はケネディ大好きだったから。

そのとき、同僚と昼飯を食いにピザハットに行ったんだよね。そうしたらテレビでニュースが始まった。かの有名なＣＢＳのウォルター・クロンカイトが出てきて、

"Kennedy was shot."といったわけだよ。店にいた人はみんなびっくりして、みんなテレビの画面に釘づけになった。クロンカイトも泣きながら話していたね。

――はい。

小倉　そんなことは別として、メニンガーにいた二年間は、ほんとに厳しかったけれども、楽しい生活を送ることができたと思っていますよ。

日本では医者も普通の格好をしているでしょう。ところがメニンガー・クリニックでは、ネクタイして上着を着ていないといけないんだ。それくらいプライドが高いところだった。職員食堂でも、みんな上着を着てネクタイをしている。あるとき、私が上着なしで、ネクタイはしていたけど、ワイシャツだけで入っていったら、カール・メニンガーににらまれた。一言もいわないんだけど、ギーッとにらまれた。文句がくるなと思ったら、秘書を通して「食堂ではちゃんと上着を」という伝言がきました。メニンガー研究所（クリニック）は、そういう所なんだ。

でも、私は自由奔放に振る舞っていた。野球が大好きだったから、入院している子どもと一緒に野球をやって、ね。ネクタイに上着着たままで、スライディングしたり。面白かったよ。

4　話題になった「フライング・チーム」

網谷　メニンガー研究所では、そういうことができる土壌があるのですか?

小倉　それはどうかわからんけど、私がやることに関して何かいわれたことはなかったね。いろんなエピソードがあった。訓練を受けている訓練生は、いくつかある病棟に一人ずつ配置されていたんです。一週間に一回、全員の集まりがあって、そこで一週間の自分の病棟の動きを報告するという義務があった。私が報告すると、みんな爆笑するんだ。"You are a funny guy"とかいわれた。いつも面白いことをいったりしていたからね。野球をやるのも、みんながびっくりしていた。

――　病棟の子どもたちとの野球ですよね。

小倉　そうそう。私は野球がすごく好きだったから、いろんな所で野球をやった。刑務所でもやった。病院で野球チームをつくってね。囚人に会うために野球しに行ったりしたんだけど、そんなふうに何でも自由なことをやることができた。そうやって二年間、激しい訓練を受けてもいたけど楽しい時間を過ごしました。

――子どもたちと野球ができるというのは、アメリカの精神病棟というのは日本のように鉄格子はなかったということですね？

小倉　まったく普通の病棟ですよ。

――そういうところとからして、日本とはまったく違うんですね。

小倉　メニンガーの病棟では薬は一切使わなかった。薬は、もう一般に使われていたけど、そこでは薬は一切使わない。日本ではちょっとあり得ないようなことなんだけど、人間をたくさん使って人海戦術みたいにしてちゃんとした治療をするんですよ。メニンガーでの二年間が終わって、私はそのころにはアメリカに永住したいという気もちになっていた。

――日本なんか、もういいという感じですか？

小倉　日本とも連絡をとっていて、精神科はぜんぜん変化していないことを知っていたんです。アメリカで子どもが三人生まれていたし、もうアメリカにいようかなと思っていた。

ところが、私がもっていたビザでは永住はできないんだ。永住するためには、その州の議員さんに頼んで、永住権を認めるというような法案をつくってもらって、議会で承認されないといけないという、そういう作業をしなくちゃいけないことになった。

――その面倒くさいことをやったんですか？

小倉　やったんだ。私は、二年間の研修が終わって、その後はスタッフとしてメニンガークリニックにいたわけだ。カンザス州選出の議員さんに、電話で頼むと、すぐ「喜んでやりましょう」といってくれた。「でも、時間がかかりますよ」といわれました。

——カンザス州にあるわけですね、メニンガー研究所は？

小倉　そうそう（二〇〇三年からはテキサス州ヒューストンに移転）。そのカンザス州というのは矩形の州なんですね。

——少し変形した長方形ということですね。

小倉　南北二〇〇マイルに東西四〇〇マイルという広さだった。

——たしかアメリカ大陸を東西に貫いている有名なルート66が走っていますね。

小倉　そうそう。カンザスシティというのがあるんだけど、そこには真ん中に線が入っていて、その線でミズーリ州とカンザス州に分かれているんです。そんなおかしな所。メニンガー研究所があるのはカンザス州の首都のトピカという所なんです。カンザスシティーからは、ちょっと離れている。私は、そこで仕事をしていたんです。

私が州の病院でも働くようになっていたときに、州全体の子どものメンタルヘルスをどうするかという課題がもちあがったんです。その当時は、アメリカでも、子どもの精神科医は数が非常に少なかったわけ。州の病院で働く子どもの精神科医は、私一人だった。だから、私一人でこの州全部をカバーしなければいけないことになったわけだ。さて、どうするか。広い州だから車で行ったって大変でしょう。で、私は飛行機だと思ったわけ。三人乗りか四人乗りの飛行機。

――小型飛行機ですね。

小倉　うん。小型飛行機を使おうと思った。ところがトピーカにはちゃんと空港があるけれども、あとは空港はないわけだ。それでどうしたかといえば、ハイウェイや畑に降りる。畑でも、十分な広さがある所だったら、多少ガタガタしたって大丈夫。「着陸せい」ということにした。病院を朝早く出て、帰りはいつも夜遅くなった。だいたい四つか五つの所を、心理の先生と私と二人でまわるわけね。その地域の関連の人たちを集めて、そこでケース検討をやって、いろいろな議論をしながら治療方針を決めていくんだ。それを「フライング・チーム」と、私は名づけたんだけど、それが何だか有名になっちゃって。

――全米でですか？

小倉　そう。アメリカの田舎というのは、小さな町が多くて、人口がだいたい三〇〇人とか五〇〇人とかという規模なんです。

―― 小さな町が多い。

小倉 そう。そんな町ばかりなんだ。そこにはそれぞれスクール・カウンセラーがいるんだけれども、インチキなカウンセラーで、あまり役に立たない。よっぽど普通のおばさんたちのほうが役に立つくらいなんだよ。そういうのをどうやって組織するかということを考え、いろいろなケースの話を聞いて、こういうふうな状況はどうか、これはどうかということを提案するということをしていた。だから、有名になっちゃったんだ。

―― どこの州でも、そのノウハウを知りたいということなんでしょうか?

小倉 それはわからないけど、とにかくユニークだったんだと思う。

5 アメリカで三歳児検診を始めた

―― 先生たちのフライング・チームの活動をされているときのアメリカの子どものメンタルヘルスの大きな問題は何だったんですか。

小倉 それは学校に行かないこと。

―― 不登校ですか?

小倉　そう、不登校。それから乱暴。

――粗暴な子が多いと。

小倉　考えてみると、日本はそれを受け継いだところもあるね。

――日本は一〇年遅れといいますけど……

小倉　そうだね。それから虐待の問題もすでにあった。

――親によるＤＶですね。

小倉　うん。虐待の問題をどうするかというのも、すでにあった。それからトルーマン・カポーティの『冷血』（一九六五年）って知っている？

――はい。一九五九年に、カンザス州の農村で実際に起きた残忍な殺人事件を題材にしたノンフィクションノベルですね。

小倉　あの事件は、私がアメリカにいたときに起こった。

――ああ、そうですよね、まさに。

小倉　そう。あの町にも行った。あの家で事件が起こったんだというので、その家も見にいったんだ。そういう時代です。だいぶ昔でしょう。

――だいぶ昔ですね。まだ古き良きアメリカの時代だったかもしれないですね。

小倉　そう。特にカンザスなんて、古きも古き、えらく古い。

――差別主義者もたくさんいましたか？

小倉　いたいた。最初は、私を見て「あいつはジャップじゃないか」というわけだよ。「ジャップがこんなとこで何してるんだ」と。まずそこから話が始まるんだから、しようがない。そういう、奇想天外というか、おかしな経験をいっぱいしたわけよね。

――なるほど。

小倉　メニンガー・クリニックには、子ども専門のセクションもあったでしょ。そのセクションに私は属していたわけだから、入院患者も診るし、外来患者も診ている。そのほかに州の病院に属してフライング・チームのこともしていたわけ。だから、いろんな種類の体験ができたわけね。

――はい。

小倉　アメリカで州立病院というと最低の病院なんだけど、州立病院にやむを得ず、どうにもならない子どもたちが入院していたんです。そこでは子どもを診る医者がいないから、困っていたわけだ。だからそういう州立の病院なんかにも、メニンガー・クリニックから派遣されるという形で診に行ったりもしていた。

それから総合病院が町にあって、総合病院の小児科で、いろんな体の症状だけれども、心理的な問題もあるというような子どもさんが入院している。そういう所にコンサルテーションということで行ったりもした。非常に幅広い経験ができたね。

前にもいったように、すでに私は子どもの問題は三、四歳が大事だという信念をもっていて、これを何とかアメリカでもやろうと思っていたわけね。カウボーイが夕方になって牛を集めるでしょ。それを「ラウンドアップ」というんだ。私は、「三、四歳の子どものラウンドアップをやる」といいだしたわけ。子どものラウンドアップって、日本でいうと三歳児検診です。

―― ああ、三歳児検診を「ラウンドアップ」?!

小倉 そう。そう呼んだの。そんなものはアメリカになかったんだよ。だから、最初にそんなことをいいだしたときは、みんな「三歳の子どもなんか見てどうするんだ」といった。「そんなもの見たからって、何がどうなるんだ」と。私は「いや、これが大事なんだ」といって説得したんだ。「うんと幼いときにしっかり面接すれば、問題の始まりが認識できるんだ。そのことを小児科の先生たちにしっかり理解してもらいたい」というようなことを言って、三歳児検診、ラウンドアップというのを始めたわけです。

初めはみんな誤解してね。ラウンドアップというのは牛を集めることだから、「子どもが何で牛なんだ」とか、「変なことというな」といわれたんだけど、それはとても大事なことなんだということをいい続けた。親の前では、私は自分が医者であるということを示すことも大事かと思ったので、聴診器を首からぶら下げてね。ほんとは聴診器なんか必要ないんだけど、みんなをだますために、ね。

網谷　安心させるためですよね。

小倉　うん。

――道具も大切なんですね。

小倉　たまにはね。そして、必ず脈も取ったのね。「ちょっと脈、取らせてね」と言って。不整脈なんかすぐわかる。心臓の音を聞くわけね。そうすると、「お父さん、この子どもさんは心臓の病気がありますよ」というようなことをいうわけだ。親は「ほんと?」みたいな顔をして私を見る。心臓の病気というのはアメリカは多いから、心臓のスペシャリストはたくさんいるわけです。それで、「ほんと?」みたいな顔をしている親に、「心臓のスペシャリストの所に行きなさい。いま行かないと駄目よ」といったりする。もちろん、後で行ってもよかったんだけどね。そんな手練手管を使ったりするわけだよ。そういうなかで、だんだんラウンドアップというのが広がって、カンザス全体でもやろうということになってくるわけね。

――やがて全米に広がっていったわけですね。その当時というのは、日本では三歳児検診はやっていたんですか？

小倉 やってなかったと思うけど……。

――ということは、先生は世界で三歳児検診を始めた最初の人だともいえるわけですか？

小倉 世界ではどうだか、それはわからない。

――いまも、発達障害の子どもなんかは、三歳児検診で発見されることが多いじゃないですか。ちょっと疑いがあるとか、言語の教室に行ったほうがいいですよとかと助言されますよね。そういう意味で、とても大切な制度になっていますね、三歳児検診は。

小倉 いまは一歳半検診というのもある。一歳半検診は、世界でどのくらい行われているかね。ひょっとして日本だけかもしれないな。わからないけど……

――世界ではどうかわからないとしても、先生は全米では初めて三歳児検診を行ったということですね。

小倉　私は、そんなことは意識していなかったけどね。一人で全部をカバーしなくちゃいけなかったから、自分が何ができるかと考えてラウンドアップを思いついたんだ。

――やらなくちゃいけないから知恵を働かせたと。

小倉　そう。どういうふうにすれば、始まりをつくれるかということを考えたわけだね。

6　土居健郎さんの言葉に背中を押されて

――アメリカに永住したいと考えていらっしゃった先生が、日本に帰られた理由は何だったんですか？

小倉　それはベトナム戦争です。ベトナム戦争が始まって、だんだん深刻な状態になっていった。そんななかで帰還兵が狂っちゃって、凶悪な事件を起こすようになったのね。

――映画の『ランボー』の世界ですね。

小倉　うん。事件が多発するようになった。サンフランシスコにヘイトストリートというのができた。ヘイト（hate）というのは憎むということです。ヒッピー（ベトナム戦争をきっかけにアメリカの若者の間で生まれたムーブメント）といわれた人が集まってきた場所をヘイトストリートといって、そこで反体制の運動が始まった。それが全米に広がって、あちこちで問題が多発していたんです。一九六三年にケネディ大統領が暗殺されてから、だんだんアメリカはひどい国になっていった。

――はい。

小倉　ベトナム戦争の罪悪的な面が、ニュースでも報道されるようになった。それまで隠されていたんだけどだんだん報道されるようになってきた。一九六八年にはキング牧師（黒人差別撤廃を訴える公民権運動の象徴的存在）も殺されるし、ひどいことになってきて、私は、これはアメリカにはいられないと思うようになったわけです。

たまたまそのとき、メニンガー・クリニックに、日本の法務省に勤めていた精神科の医者が研修のために一年間きたわけです。その男が毎晩、私の家に飯を食べにくるようになった。ところが、えらい国粋主義者で、「日本は世界一の国だ」というわけだ。そして私に「おまえは日本人でありながら、何でアメリカ人のためにエネルギーを使うんだ。けしからん。一日も早く日本に帰って、日本人のために働け」と、毎晩、毎晩、説教をするんだ（笑）。

――食事を食べさせてもらいながら（笑）。

小倉　そう。毎晩、私を洗脳するわけだ（笑）。「おまえは日本人だぞ。日本人であることを忘れるな」と毎日いう。「日本は、おまえのような人間を必要としているんだ」と。

――それは、そう思いますね、確かに。

小倉　そんなことばかりいって、ね。私は、うるせえやつと思っていた。ところが、私は、メニンガー研究所で土居健郎先生にも出会っていたんですね。

――『甘えの構造』（弘文堂）の？

小倉　『甘えの構造』は一九七一年に出るんだけれども、その一〇年も前に会っていた。私は土居先生に非常に惹かれてね。土居先生も私のことを買ってくださった。そして、その土居先生も、強くはいわないけれども「アメリカにいてもどうかな」というわけです。「日本のために帰ってくるといいんだけどね」と。

――はい。

小倉　それから、さらに土居先生は「アメリカの精神医学だって、本質的にはどうかな。たいしたことないと思うよ」ともいうんですよ。実際、私も、ちょっと「どうも、アメリカの精神医学は底が浅い」と思い始めていたんですよ。たしかに華々しいところは華々しい。メニンガー・クリニックとか、そういう素晴らしい非常に優れているところは五つか六つあるんだけれども、その成果が全国に広がっているかというと、そうでもない。精神科医たちの目標になっている所はあるけれど、全体のレベルはどうかなとは感じていたわけね。

だって、私みたいな者が州のいろんな病院に行って、みんなが感心するのではレベルはたいしたことはないことになるわけだよ。逆に、日本の状態を考えれば、私でも役に立つことがあるのかなと、だんだんと思ったりするようになってくるわけだ。

網谷 それで帰ってきたんですね。

小倉 もうひとつの理由は、長女が六歳になっていて……

――小学校ですね。

小倉 そう。小学校に行く年齢になった。それで、これが潮時かということもあって、帰ってくることになるわけです。小学校の始まりに合わせて、私の家族は先に帰った。私は勤務の都合や契約の都合もあって、何カ月かアメリカに残って、その後、ヨーロッパの主要な国々の子どもの精神科の病院とかクリニックを見てから帰ったんですよ。三ヵ月くらいかけて、一〇ヵ国、二五、六ヵ所だったかをまわって、最後はモスクワから東京へ帰ってきました。一九六七（昭和四二）年だから、五九（昭和三四）年から八年間の留学ということになるね。モスクワからは、東京に就航した第一便だったね。

――アエロフロートのですか？

小倉　うん。モスクワから羽田へきたわけだ。第一便だというのでモスクワで楽団の演奏があって、羽田に着いたら同じように吹奏楽団がいて、誰か偉い人が来ていてね。お祝いの第一号機だよ。

――ヨーロッパを回られたときに、感心したような国はあったんですか？

小倉　感心しなかった。どこも駄目だと思った。

――やっぱりメニンガーが一番進んでいた。

小倉　うん、そうね。まだどこの国もひどかった。特にロシアなんかひどかったし、ドイツも駄目だったね。

――まだまだ東西冷戦のさなかですよね。

小倉　イギリスは、フロイトの娘のアンナ・フロイトという人がまだ生きていた。彼女はカンザスに毎年、一カ月来ていた。マーガレット・ミードなんかも、毎年一カ月ほどきていましたね。

――社会心理学者のですか？

小倉　そう。そういう有名な人たちがメニンガーにきていたんです。メニンガーは、そういう点では有名だったからね。

――集まって、いろんなワークショップをやるんですか？

小倉　そう。

――話が飛ぶんですけど、帰られた時の日本の精神医学の状況もぜんぜん感心できない状況だったわけですか？

小倉　私が日本を離れたときと、まったく変わっていなかった。

――子どもの精神医療なんていうのも、まだ黎明期だった。

小倉　そう。精神科医の態度は、まったく同じだった。変わっていた点は、薬は使うようになっていたことです。だけど、薬を使うだけだ。それは現在でも同じだよ。ほんとにその患者さんの立場に立って考えるようになっていないんです。

第五章　日本の子どもの精神医療と関東中央病院

1　人間を理解する精神医学を目指して

――日本の子どもの精神医療というのは、小倉先生が創設されたと考えてもいいでしょうか？

小倉　それは大げさだけど、その一人ではあるといえると思います。でも、日本の子どもの精神科の学会というのは、たしか一九五九（昭和三四）年だかにできたんだよ。

――アメリカに行く前後ですね。

小倉　そう。私がアメリカにいるときにもうできていた。だからそれなりに、日本でも子どもの精神科をつくろうという……

――そういう動きというか、芽吹きはあったわけですね。

小倉　そう。立派な先生はいたんです。ほんとに立派な先生がいた。内藤寿七郎先生とか、小島謙四郎先生とか……。もうみなさん亡くなっていますけどね。その人たちが日本の子ども精神科の……

――黎明期をつくったということですね。

小倉　そう。黎明期をつくった人たちですね。私は、その人たちを尊敬しています。立派だったと思っています。だけど、その後を受け継いだ人たちに、ちょっと問題があると思っている。それが残念ですね。だから、学会自体は、もうできて五〇年以上になるんじゃないですか。

――なるほど。

小倉　私が思うのは、日本の精神医学は、人間を理解しようというのではないということです。

網谷　症状として出てきたものだけを診る。

――つまり対症療法である、と？

小倉　症状が消えることがよくなることだと考えているわけだ。だけど、それは間違いなんです。

網谷　同感です。

小倉　ある症状は、なければならんのだよ、その人にとって。

――必要なんだと。自分を守る意味でですか？

小倉　そう。

網谷　出なければいけない。

小倉　自分を守るために、ね。だから、人によっていろんな癖があるじゃない。癖は、いうなれば症状だよ。

網谷　それをカテゴリーをつくって、決めつける。「自閉だからそうなのね」「LD（学習障害）だからこうなのね」と。

小倉　ほんとは、どういうことでこの人は苦しんでいるのか、その部分を理解していくのが大事なのであってね。薬を使って症状だけを抑えるというのは、そこから離れることだね。

網谷　その通りだと思います。そこから切り離して、遠のくだけ。

小倉　そのおかげで製薬会社はものすごく儲かる。

網谷　でも、それで子どもたちは治らない。

小倉　症状が消えたからよくなったというのは違うんだ。そういう問題じゃない。また別の形になって現れる。

網谷　まったく同感です。残念ですが心理も、すべてではないにしろ、子どもを症状でカテゴリーに当てはめて、あとは全部精神科に紹介して終わりという現実がある。いってみれば、窓口をやるだけです。発達障害だから仕方がない。彼らの苦しみとは関係ない。つき合うことはしないわけです。

――それはレッテルを貼っているだけだということですね。

小倉 そうそう。

網谷 大人が勝手にやっていることです。

――大人はレッテルを貼ると納得してしまうわけですね。

小倉 そう。わかったつもりになる。

網谷 逃げるための形で、治療的な視点は何ひとつない。治療から遠のいている。それは心理も同じで、心理の多くの人も、そういうふうにカテゴリーでやっていくわけです。だから、その子どもの苦しみをとことんわかろうとする小倉先生は、すごいと思います。そういう意味で、超がつく第一人者です。

ほんとに子どもの苦しみと痛みをわかろうとする視点に立たなかったら、本当の意味での援助はできないし、子どもたちは回復できない。それぞれの症状は意味をもっているのだから。

小倉 でも、日本の精神医学はそうはなっていなくて、すぐにカテゴリーにはめようとする。それはなぜかというと、日本の科学全体の歴史の流れと関係があるんです。

―― はい。

小倉 科学の進歩というのは、ある仮説に基づいている。仮説をいくつもつくって、それを立証するという方向で行く。ところが精神医学では、仮説を立てるのはいいけど、それを立証するのは大変難しいことなので、形だけになってしまったんです。だから、精神医学を科学の一部門と考えるのは問題がある。

―― 日本の自然科学の世界では、どんなものも数値化できないと論文として通らないといわれていますよね。精神科医のみなさんが相手にされるのは数値化できない世界ですから、ね。

小倉 そう。個人個人の経験だからね。

―― それぞれのドキュメントではあっても、数字では表れてこないという。

小倉 表れない。でも、日本の精神科医たちは科学を目指している。科学たらんとしているから、その結果、ああいうことになる。

―― カテゴリーですよね。何でも分けて分類して。

小倉 精神医学というものは、自然科学よりは社会科学により近いものだと私は思う。

網谷　近くなきゃならないんですよね。本来は。

小倉　そこを勘違いしている。そこに根本的な問題があるんだよ。

網谷　なるほど。納得しますね。人文科学といったほうがいい。

小倉　人文科学。社会とか文化とか、そういうことと関係が深いわけです。でも、一般医学は、文化とか地域性を超えたところに存在しているわけで精神医学もそのようになりたがっているわけだ。しかし、それは無理が多い。外国でもてはやされたことが、即、日本に当てはまるとは限らないんだね。

――日本的にアレンジしたりすることが大切だというわけですね。

小倉　そういうことも必要になるわけね。

2　ゼロから子どもの病棟をつくっていった

――先生は日本に帰国されてから、どこで仕事を始められたのですか?

小倉　私の帰国への背中を押してくれた土居先生が東大の教授だったから、とりあえず東大の医局に籍を置きなさいということで、東大の医局に入ったわけです。とにかく、どこかに所属していないと就職に困るということで東大の医局に入って、それから関東中央病院にいくんです。

東大の医局にいたころは、精神科の外来で、先生たちが診察する横で座っていたわけ。そうしたら、みんな私より年下なんだよね。診察が終わると、ちょっとしたディスカッションをするんだけど、そのときに、私はつい英語が出てくるんだ。それで苦労したんです。

―― なるほど。

小倉 日常会話は問題なかったんだけれども、精神科の専門の話になると、どうしても英語になるんだよ。アメリカでは、〝これは日本語でどういうふうにいうか〟ということは考えなくてよかったからね。それで日本へ帰ってきて、さて精神科の先生たちと話しをしようとするときに、英語しか出てこない。英語で話したらいやらしいじゃない。だから焦って、日本語に頭の中で……

―― 翻訳する。

小倉 そう。日本語にする。ちょっと時間がかかるわけだよ。だもんだから、東京に帰ってきてから、精神科医たちの間で「あれは日本語ができないやつだ」ということになった

（笑）。

――なるほど（笑）。それで、東大の医局から移られた関東中央病院というのは、どんな病院だったんですか？

小倉 公立学校の共済組合の病院です。これはどこの大学でもそうだけど、その当時は、一九六七（昭和四二）年ごろだったかな、まだ医局が人事を決めるわけね。

――「行きなさい」ということですね。

小倉 医局で配属するわけだ。そのとき、たまたま関東中央病院の精神科の医者が一人、医局に戻ってきて空きができるというので、そこへ就職しましょうということになったわけです。関東中央病院というのは、一九六一（昭和三六）年とかにできた結核の療養所だったんです。世田谷の畑の真ん中。何もない所にポツンとある。平屋建ての木造の病院です。

昔はサナトリウムといわれていた所だった。ところが、だんだん結核の患者さんがいなくなってきて、病棟が空いてきちゃったんだ。病棟といっても、山の中の小学校の分校みたいな感じの建物でね。病棟と病棟の間に庭があって、給食をつくる場所があって、一つ煙突が立っているという、まったく田舎の小さな病院という感じのところでした。そのあたりの道は舗装されていなくて、バスが通ると何も見えない。

――砂ぼこりですね。

小倉 そう。砂ぼこりがおさまるまで少し待っているという、そんな病院に行った。結核の患者さんがほとんどいなくなったので、内科と放射線科と精神科をつくったというわけです。その後、だんだんと総合病院になっていくんだけれども、最初は小さい病院でした。

――そこは東大の系列というか……

小倉 その当時は、関東中央病院はどの科も東大の医者ばかりでした。患者さんもそうで、公立学校の共済組合の病院だから高等学校の先生と東大の学生と、その二種類しかいなかった。まだ、子どもは入院していなかったのね。精神科は、八つの病棟にベッドが七五床あって、医者が五人いた。

――精神科で病棟が八つもあったんですか？

小倉 病院全体はもっと大きいんだけどね。元の結核病棟が八つあって、ぜんぶ空っぽだったからそこを精神科の病棟として使っていたわけだ。

――そこに七五床。

小倉 もっとベッド数はあるんだけど、ぜいたくに使っていたんだね。私は子どもをやろうと最初から思っていたから、患者さんが退院すると、そこへ子どもを入れるというふうにして子どもの患者さんを増やしていったんです。そして、八つの病棟のうちの二つをもらって、そこに子どもが二五人ぐらい入院できるようになっていた。

——その子どもの精神病の患者さんたちは、別に教職員の子どもたちというわけではなく、一般の方でも入院できたんですか？

小倉　いまは違うけど、最初は教職員とその家族だけの病院でした。

——ということは、最初は教職員の子弟たちが入っていたわけですね。

小倉　そう。だけどそのうち、教職員の家族でなくても、学校の先生が紹介してくる子どももさんも診るというふうに変わっていったんです。

私は子どもにも精神病があると考えていたし、現実にアメリカでは精神病の子どもさんをたくさん見ていたから、子どもの病棟をつくるのは自然なことだった。だけどその当時、日本では子どもに精神病なんてないというのが精神科医たちの〝常識〟だったから、私はぜんぶ、ゼロから始めなくちゃいけなかったわけです。

3　大人の精神病は子ども時代からある

――当時は、どんな症状の子どもたちを診ていらっしゃったんですか？

小倉　私が関東中央病院にきてしばらくして自閉症というのがいわれるようになって、自閉症が子どもの病気の中枢というか、中心だった時期がありました。でも間もなく、学校恐怖症という。

――不登校ですね。登校拒否症。

小倉　そう。いまは不登校といいますけれども、当時は学校恐怖症という名前だった。それで、自閉症と学校恐怖症と、子どもにはその二つの病気しかないとなった。だけど私は、大人に見られる患者さんのすべてのものは、子どものときに始まっているという考えだったから、そういう子どもを入院させていくことになるわけだ。

――入院は何歳くらいの子どもたちからできたんですか？

小倉　一番小さい子どもは、そのとき二歳か二歳半ぐらいのてんかんの子どもがいたね。てんかんでもたちの悪いてんかんで、点頭てんかんというもので、頭が重いから前に倒れる。それが発作で、そのとき意識を失うんだけど、すぐまた戻るというものだった。いまは点頭てんかんというのはなくなったけど、その当時、患者さんはかなりいたんですね。

それから脳性まひの子どもさんもいた。そういう障害のある子どもは、私の選択ではなかったんだけど、病院側としてはそういう子どもも対象にしてほしいというわけです。だから、そういう人も入院していました。

――はい。

小倉 そのうちにだんだんと、手を洗う子どもだとかが出てきた。

――潔癖症ということですね。

小倉 うん。あるいは、オシッコやらウンチをもらす子とか、場面かん黙という、ほんとはしゃべれるのに、なかなかしゃべらないという子どもとか、髪の毛を抜く子どもとかが出てくるようになった。

――自傷行為ということですね。

小倉 抜毛ね。毛が抜けるのには抜毛と脱毛とあるけれども、抜毛の子どもは自分で毛を抜いて、それを丸めて食べるとかするんだよ。場面かん黙という子どもと、だいたい似たような状態なんだけれども、結構難しい状態の人たちだね。そのうち、いまは精神病じゃないけれども、将来精神病になるかもしれないような人たちが、どんどん入ってくるようになった。そういう人が、外来にたくさんくるようになってきたわけです。

——はい。

小倉 その当時は、同じ世田谷に都立の梅ケ丘病院というのがあった。梅ケ丘病院は伝統的に生まれつきの知恵遅れがある子どもさん、知恵遅れという言葉は、いまはなくなって精神遅滞というんだけど、そういう子どもさんとか、脳にはっきりした障害があって、その結果、精神症状もあるというような人たちを選択的に診ていたわけです。

当時は、こういうもの以外に子どもの精神障害というものはないといわれていたわけだね。だけど、私はそうではないと考えていたから、「大人にある精神病はみんな子どもの時代からある」と学校に話しに行ったり、教育相談室に話しに行ったり、保育所や幼稚園、福祉事務所に行ったりしていたんです。そういうことをしていたものだから、どんどんそういう患者さんが集まるようになってきたわけです。

——なるほど。

4　まず看護婦さんの意識改革から始めた

小倉　もうひとつ私が驚いたのは、医者と看護婦さんたちの対立だった。

――はい。

小倉　当時の精神科の看護婦さんというのは、看護日誌を書くときに、ポンポンと判子《はんこ》を押していくんだ。どんな判子かというと「特変なし」という判子。それがずっと並んで押されている。そういうのが看護記録だった。自分で書いた字は一つもそこにないという状態だったんです。

――それはどういう意味ですか？

小倉　子どもの精神病についての知識のなさと、あとは医者との関係や自分たちの待遇に対する不満の一つの現れだよね。その当時、看護婦長さんが看護婦たちをまとめるのに医者に対する不満とか、怒りとか、そういうものを利用して団結させたんだね。そうすると、医者と看護婦さんは間が離れていて、対立してくるわけだ。お互いにケンカになっていて、お互いに陰で悪口をいっているというような状態で、医療チームどころじゃなかったわけです。

――アメリカではそんなことはなかったわけですか？

小倉 うん。なかった。私はこれをなんとかしなければいけないと思って、当時はまだ日本ではなかった看護婦の受けもち制度をつくろうと考えたんです。いまは当たり前だけど、その当時はなかった。まずそういう制度をつくれば自分の受けもちの子どもに……

――愛情も愛着もわきますね。

小倉 そうでしょう。私は、まずそういうことから手をつけなくちゃいけなかったわけね。

――あらゆる意味で医療改革をされたわけですね。

小倉 そう。

――看護婦さんたちにも、子どもの精神病というのはあるんだよとか、そういうことから教えないといけないない。

小倉 そう。毎週土曜日に、最初は私一人が話しをしていたんだけど、看護婦さんたちを集めて三時間の勉強会をやりました。

――勉強会もやったんですか？

小倉 うん。初めのころはもっぱら私が話しをしていたんだね。やがて看護師さんにケースを出してもらうことにしたんだけれど、初めのうちはそうはいかない。看護婦さんの受けもち制度なんて、日本には存在しなかったからね。

――しかし、それぞれが担当につけばケースの発表もできるようになると。

小倉　うん。主治医が患者さんを受けもつように、看護婦さんも自分の患者さんを受けもって、責任をもってお世話するという制度をつくればそうなるんだ。だけど看護婦長さんは絶対反対だといった。そんなことすると、医者と看護婦が仲良くなって変なことになるというわけだ。「患者さんをそっちのけに、医者に恋愛感情をもつようになったら困るじゃないですか」という。昔はそういうことがあったんだろうね。

――最初は婦長さんが反対したんですね。

小倉　それで、私は「いや、看護婦さんというのは、ちゃんと独立した治療者なんだ。治療者としての意識をもつためには、自身が特定の患者さんを受けもち、責任を持って看護計画を立てていくこと。みんなにそれを伝えて、どういうふうにやっていくか、みんなで討議しながらやっていく。そういう制度でなくちゃ駄目だ」と説得したんです。

それから私が強調したのは、「特変なし」という判子《はんこ》も捨てて、自分の手で書いてくれということです。

――それは大切なことですよね。

小倉　看護婦さんの勤務は三交代制でした。その三交代で「特変なし」ということは、自分は責任をもたないということと同じです。何か難しいことが起こったとしても、「特変なし」にしておいて、次のシフトの人にやってもらおうとする。そういうふうに、ずっとシフト、シフトで動いていくだけで、何も解決しない。こういうことを防ぐためにも、看護記録をしっかり書いてもらう必要があったんです。看護婦さんに患者さんとの具体的にやりとりを書いてもらう。それを医者が必ず読む。

――はい。

小倉　看護日誌を読んで、医者が疑問に思ったら、「これはどういう意味?」とか、「何があったの?」と赤鉛筆で書き込んで、後で時間があれば話し合う。

こういうふうにすると、三交代で、えらく長い記録が残ることになるんだ。医者のカルテは薄いんだけど、看護婦さんの看護記録は厚くなるわけ。事務のほうでは、「記録、保存するんですか? 捨てちゃいけないんですか?」といってくる。私は、「捨てちゃ駄目。保存します」という。どんどん増えていくわけだけど、私は、いい治療をするためには、そういうことが必要なんだといって、ね。

――そんなふうにして看護婦さんの受けもち制度がつくられていったんですね。

小倉　それからもう一つ、医者が当直するんだけど、そのときに医者は当直室に入ったきりなんだよ。病棟をまわらないわけ。ほかの医者には「そうせい」とはいえないから、私は自分の姿勢で示そうと思って積極的に患者さんに接していったんです。病棟の消灯は九時なんだけれども、九時に患者さんは寝ませんよ。何だかんだって、起きている。九時過ぎてから、いろいろ問題が起こって、看護室にやってくるんだ。そうすると、面倒だからって看護婦が看護室の中から鍵をかけて入れないようにするわけね。そこで患者さんともめるというような状況もずっとあったんだ。

――はい。

小倉　私は、患者さんがいつでも入ってきてもいいように、看護室の扉を開けたままにしておくようにした。今度は看護室にきた患者さんが、看護婦さんといつまでも話をしているんだ。するとほかに寝られない人がホールにいて、順番を待っているということになるわけ。それでも、患者さんに対応しようと、私は決めた。

最初、看護婦さんには、余計なことをして仕事が増えちゃったと大変不評でした。でも、それこそが看護なんだ、看護婦さんとしての自負をもて、というようなことを言って励ましてね。私も大変だった。

5　時間割をつくっていろいろな行事をした

――精神科の子どもの患者さんのために、先生か取り入れられた独特なものってあるんでしょうか。

小倉　それは、たくさんあるよ。関東中央病院は結核の療養所だといいましたね。だいたい結核療養所というのは、療養する、つまり休むために入ってくる病院だったわけです。だから精神科ができても、そういう伝統が残っていて患者さんは入院してきたら静かに休んでいるんだ。何もしないで、三食昼寝つき。それが精神科の治療だということだったんだけど、子どもが入ってきたらそんなわけにはいかない。私は、学校と同じように、月曜から土曜日までの……

――時間割をつくったわけですか?

小倉　そう。時間割をつくって、いろんな行事をしたんです。寺子屋と称して、勉強の時間もあるんだけど、そのほか登山とか運動会とかもやった。週間行事、月間行事、年間行事と、三つに分けていろいろやりました。年間行事というのは、盆踊りとか桜見物、雪合戦、あとクリスマス会だったかな。あと運動会もあった。

―― はい。

小倉　運動会のときには、ほかの病棟に入院している患者さんや近所の人たちにも「どうぞ」と声をかけました。夏は花火をやったり、焼きそばをやったり、かき氷をやったり。盆踊りの大会も、やぐらを組んで、楽器が上手な人がいたら誰でもいいから連れてきて演奏してもらって、近所じゅうみんなで楽しみました。

運動会は、隣の小学校の運動場を借りてやったこともありました。そのときは三〇〇人ぐらいの人が集まった。

―― 本格的な運動会ですね。競技としては玉入れとかもあるんですか？

小倉　大玉転がしとか、綱引きだとか、障害レースだとか、騎馬戦とか。昔小学校でやったようなことをぜんぶやった。

そのうち患者さんたちの年齢が上がっていったり、中学生やもっと上の人も入ってくるようになって、読書会もするようになったんだね。本はみんなで選ぶんだけど、漱石だとかの小説を読んで、その感想を述べ合う。あと、書道の先生が入院してきたら、お習字を教えてもらったりとか。

——みなさん教職員ですからね。

小倉 そうなんだ。絵画の先生もいた。音楽の先生もいた。そういうふうにして、職員も患者さんも一緒になっていろんなことをやった。こういうふうにして、どんどん行事を増やしていったんです。

——なるほど。

小倉 関東中央病院は世田谷の用賀という所にあるんだけど、あるとき根性を養うということをテーマに、その用賀から東京の西の八王子まで国道二〇号線（甲州街道）を歩くということを計画した。朝早く、暗いうちに起きて、八王子まで歩くんです。何が何でも頑張るというのが目的だ。ところが一回歩いてみたら、夜中になるとトラックがものすごい勢いで走るんだ。すごく危ない。これは駄目だと思って、二〇号線はやめにした。

その代わり近くを流れている多摩川の堤通りを二〇キロ歩くことにした。冬の一番寒いとき、二月の半ばころの最も寒い日を選んで、病院から二〇キロ歩く。朝の四時からね。まだ真っ暗ですよ。懐中電灯をもって堤を歩くんです。

——話を聞いているだけで寒そうですね。

小倉　寒い寒い。寒風吹きすさぶわけだ。その寒さに耐えて頑張れと励まして歩いた。ちょうど八王子までの真ん中あたりに是政という所があって、ちょっと河原になっている。そこに先発隊が行って、豚汁をつくっているんです。大きな鍋いっぱいに豚汁を作って待っているわけだ。そこまで三時間くらいだったと思うけど、着くと少し明るくなってくる。そのとき「豚汁だぞ」というと、みんな最後は走るわけだ。

腹いっぱい豚汁を食べる。で、その近くに河川敷の野球場があるわけね。朝早いと、そこはタダというか、誰もいない。そこでソフトボールの試合を二つぐらいやって、帰りはバスで帰ってくる。そういうこともやりました。

――　やはり、最後は野球ですね。

小倉　好きだから、ね。

――　月間行事というのは、どういうものだったんですか?

小倉　月間行事というのは、毎月、子どもたちを連れて行く登山です。月に一回、夜中に病院を出て登山に行くようにしたんです。

――　どこまで行くんですか?

小倉　だいたい青梅線の沿線の山々とか、小田急線の沿線の……

—— 丹沢とかですか？

小倉 そうそう、丹沢とかね。関東周辺の山はだいたい行きましたね。大変だったのは大菩薩峠だった。あの山を登るのは大変なんだよ。岩場に鉄の鎖がぶら下がっていて、それをつかんで上がっていくわけね。そんな所に、病院を夜遅く出て行くんです。病院の近くの千歳船橋から小田急線で新宿に出て、それから当時の国鉄、いまのＪＲで塩山まで行くんです。

—— つまり山梨県側から攻めるということですね。

小倉 そう。塩山に着くと、だいたい一二時半から一時くらい。

—— 夜中の。

小倉 うん。だけど、びっくりすることに、そこには登山をしようとしている人がいっぱいいいるんですよ。この人たち、おかしいんじゃないのと思ったけど、こっちも同じことをしようとしている（笑）。それも精神科に入院している患者さんを連れてね。しかも、頂上に着いたときに朝日を拝むというきつい計画でね。

—— それを子どもたちでやるんですか？

小倉 子どもといっても、中学生より上の人たちだね。それでも大変なんだ。「もう帰る」

といって泣いたりする子もいる。

――はい。

小倉　それでも、登らせたんです。たとえば、激しく手を洗う、すごい患者さんがいたんだけど、その人はいっぺんでよくなったんだよね。そういう、いい例もあるわけね。普通は、そういうふうにいっぺんにはあまりよくならないけど、そういう例外もあるわけ。

――山に登ることでよくなるわけですね。

小倉　そう。死にもの狂いで登るわけだ。大菩薩峠は一〇回くらい行ったけど、ここは東京からのほうが楽でしたね。塩山からのほうがきつかった。頂上では焚き火をして、もって行った食べ物をあっためて食べるんだ。青梅の山なんかも、一月、二月になると山の上は凍っていて滑るんです。ツルツルになるのね。そういう危険な所もよく行ったよ。

そういうふうにいろんなことをしたから、病棟全体として、すごく活気を帯びるようになってきた。いろんな激しい状態の子どもさんがいっぱい集まっていたけれども、ずいぶんよくなったね。

――そういう行事の一つひとつが治療になっているんですか？

小倉　私はそう考えてはいるんだけど、でも実際に運動会とかになったら、熱くなってね、治療どころではなくなって、思いっきり蹴ったり殴ったりする。でも、なかには家庭内暴力みたいな子もいるわけだけど、そういう子に限って弱いんだよ。だから、ずいぶん敗北感を持ったんじゃないかな。だけど、それもいいんだよ。「おれは強い」みたいに、お父さんもお母さんも兄弟たちも、みんな傷だらけになっていたのが、今度は逆に、簡単にやっつけられちゃうわけでしょう。そういう経験をするということは、大事なんだよね。

6　拒食症の二人に一人が亡くなっていた

小倉　それから、だんだん拒食症が非常に流行る時代に入っていくんだ。それ以前は、日本には拒食症はほとんどなかった。発展途上国だったからね。これは、貧乏な国、貧しい国にはない病気なんだ。豊かな国にしかない病気なんです。つまり、日本の経済成長につれて、拒食症の患者さんがすごく増えてきたということです。しかも、その当時は、拒食症の二人に一人は亡くなったんです。

――栄養失調で、ですか?

小倉　そう。血液中のカリウムとかナトリウムとかマグネシウムとか、そういうものバランスがすっかり乱れてしまって、そのために心臓が止まるわけだ。

――怖いですね。

小倉 カリウムというのは、筋肉をギュッギュッと動かすのを助けるわけ。カリウムがなくなると、心臓が、水滴というんだけど、水滴のような形の心臓になっていくんです。そして、やがて止まってしまうわけ。止まるということは死ぬということだけど、二人に一人は死んでいた。さらに、がんの末期でもそうなるんだけれども、全身の末梢毛細血管の中で凝血が始まって回復不能の状態になるんだ。そして全身の血液が固まってしまう。いったんそれが始まると、もう助けられないんだよね。全般性血管内凝固症候群(Disseminated Intravascular Coagulation)といったかな。ＤＩＣというんだね。

――何を投与しても治らないんですか?

小倉 がんの最後もそうなっていくんですね。そこまでになったら、もう、安らかに逝っていただくしかない。だから、拒食症の人たちには、そこまでいかないうちに救おうとするんだけど、その人たちは絶対食わんのだよ。死んでもいいという。だから鼻腔栄養といって、管を鼻から直接胃まで通して、そこから栄養物を入れる。あるいは点滴をする。そういうふうにしても、その管を引き抜いちゃうのね。治療に抵抗するわけだ。それで、これはまずいことなんだけど、私は仕方なく拘束をした。

――命が大事か、人権が大事か、という選択ですね。

小倉　うん。その当時はまだ人権とか、そういうことはあまりいわれなかった。法律もなかった。だから、どこでも勝手にやっていたわけだけど、いまは拘束するにはそれなりの法的な手続きを取らないとできないんですね。当時は、何の手続きもなく平気で拘束できた。でも、私はしなかったんだ。だけど、拒食症の患者さんは別だったね。ほうっておいたら死んでいくんです。それはさせられない。なんとか生かすために、拘束して、鎖骨の下か、脚の付根の太い静脈にチューブを入れて、栄養たっぷりの濃い液を入れるわけね。

その方法は、その当時、関東中央病院の外科に山下先生という方がいて、その人が、がんの末期の患者さんの延命措置として考えたものです。世界で初めてそういうことを山下先生は始めたんですね。がんの患者さんのなかには、仕事が残っているのでまだ生き延びたいという人もいるわけだよね。その人たちに延命措置をするわけだ。それを私は見ていて、これは拒食症に使えると思ったわけです。

ブドウ糖は濃度五〇パーセントとか二〇パーセントとか自由につくれるわけだけど、五〇パーセントはあまり濃すぎてドロッとしていてなかなか落ちていかない。それで二〇とか二五パーセントにした。カロリーも高いし、その中にナトリウムだとかカリウムだとか、いろんなビタミンだとか必要なものを入れた。後は脂質だとか、コレステロールですね。そういうものを、一人ひとりの状態に合わせてつくって入れたんです。

――コレステロールも必要なわけですね。

小倉　必要ですよ。一人ひとり違うメニューをつくって、二四時間の表にした。持続点滴ですね。一回入れると一カ月ぐらいもつんです。引っ張って抜かれたりしないように、皮膚の下に何度も縫いつけておくんだけど、点滴瓶を倒すんだ。昔は点滴瓶はガラスだったので、バーンと割れてしまう。それでチューブを抜いたり、点滴瓶を倒したりしないように縛ったんです。

――はい。

小倉　あの人たちは細いから、簡単な拘束だとスルリと抜けちゃうんです。だから四肢抑制をして、さらに肩抑制までしました。オシッコの管も入れて、おむつをして、完全な抑制にした。そうするとまるで赤ちゃんのようになるんだよ。言葉が赤ちゃんになる。

――本人も赤ちゃん返りするんですね。

小倉　そうそう。だいたい拒食症というのは赤ちゃんのときに障害の出発点があるんです。

だから抑制をするとみんな、こぞって赤ちゃんになる。そうしたら、体をさすったり、子守歌を歌ったり、絵本を一緒に読んだり、看護婦さんは二四時間ついてね。交代で、さすったり、体をふいたり、ありとあらゆるお世話をするわけだ。

―― そういうふうに拘束をすれば赤ちゃん返りするというのは、初めからそういう予測があったんですか?

小倉 そう。一つには、それが目的でやるわけです。拒食症の人たちはみなさん、授乳体験がうまくいかなかった人たちなんだ。それは、お母さんのやり方がまずかったというのではないんです。そうではなくて、お母さんも、いろんな背景の下で母親であるわけで、赤ちゃんが母親に集中することが難しいような状況があるわけだよね。だから、お母さんを責めるなんて、そんなことしたって意味がないことなんです。むしろお母さんをサポートしないといけないわけです。

―― しかし、授乳体験に問題があったなどというと、つい母親を責めてしまいますよね。

小倉 それがいけないんだね。お母さんの事情も思いやらないと駄目なんだね。

だけど、とにかく事実としては授乳体験が、赤ちゃんとしての自分の目から見て、うまくいかなかった人たちなんです。だから、その所まで戻って、もう一度、赤ちゃんのときに自分がいいたかったこと、やってほしかったことをいろいろやっていただく。そのなかでよくなっていくわけです。九段坂病院の心療内科の山岡昌之先生なんか「育て直し療法」とかいっているけどね。そういう面はあるかもしれない。

7　精神科は総合病院には絶対に必要

小倉　やがて関東中央病院はだんだん大きくなっていくんだけど、私が大事に思っていたことは、精神科は、総合病院の中に絶対必要な科であるということです。当時は総合病院の中に精神科があるというのは例外だった。いまでも例外ではないかもしれないけれども、少ない。昭和四〇年代、五〇年代は、総合病院の中に精神科があること自体、みんなから嫌がられていたね。それは病院長から始まって、事務系統の人、看護の人が……

——病院で働く人たちが嫌がっていた。

小倉　そう。嫌がったわけです。そして精神科を排除しようとするんだ。

——精神科があるということは、ちょっとマイナスイメージだからですか？

小倉　うん。マイナスイメージなんだね。私は、それを改革しなきゃ駄目だと思ったわけね。精神科というのは、ほかの科にも益をもたらすんだといい続けた。総合病院の中に精神科がなければ総合病院とはいえないんだということをいい続けたんです。いまはコンサルテーションや、あるいはリエゾン（さまざまな科の医師が精神科の医師と協力して患者の苦しみを和らげる医療）といって、当たり前のことになっているんだけれども、私が始めたころは、リエゾンという言葉もなかったわけです。

当時も、ほかの科に入院している患者さんたちが、手術とかいろんな大変な治療中に精神的におかしくなることは普通にあることだったんです。だから、私は精神科は大切だといっていたんです。しかし、普通の病院では、そんなふうに具合が悪くなると退院させられていたわけね。

―― 精神科のない病院では、ということですね。

小倉 うん。手に負えないから、看護婦さんも嫌がって退院させられていた。そうすると家庭ではとても困ったわけだよね。そういうときは、まずは患者さんが落ち着くような状態にもっていくことが先決なんだよね。そうしないと駄目なんだけれども、現実では退院させられていたのね。

―― はい。

小倉　しかし、私は「どうしてこの患者さんはこういうふうになったかということを、みんなよく理解し合いましょう」と、ほかの科に行ってケースカンファレンスをやるわけです。この患者さんはどうして体の病気になったのか、そしてさらに精神的な症状を呈するようになったのか。本来は、精神科的な問題があった。でも、それを無視されるものだから、やむを得ず身体病を発生することによって、入院しているのかもしれない。
　そうなら、体の治療も当座は必要だけれども、根本的な問題は精神科的な問題を解決しなければいけないわけです。そこを判断するために、みんなで情報を集めたり、家族と面接したり、毎日の看護をどういうふうにするかというようなことに、すごく力を入れた。

――なるほど。

小倉　そうすると病院の中で精神科がだんだん信用されるようになっていったんです。

――はい。

小倉　もう一つ、私は草野球だけど病院の中にチームを結成してみんなの輪をつくったんだけど、信用されるようになっていくにはこういうこともあったと思うんだよね。

――それは、その通りかもしれませんね。

小倉　そんなふうにして、その当時はリエゾンではなくコンサルテーションといったんだけれど、私は、国内学会でも国際学会でもそれがいかに大事かという発表を続けていったわけです。私は、すべての科の先生たちが精神科的な考えをもたないといけない、特に看護婦さんはそうである、と思っていたんです。

看護というのは、つづめて言うと精神的な看護なんだ、と。身体ケアをやっているようだけれど、身体ケアというのは精神的なケアなんだ、と。「そういうことを心にちゃんと持ってやらなくちゃいけない」ということを訴えるために、日本全国渡り歩いて看護婦さんたちの勉強会を開いていたんです。全国行ったけど特に力を入れたのは東北地方で、毎年夏は何週間か休みを取って車で東北六県をまわりました。

―― 福島から青森までですか?

小倉 そう。一週間ぐらい旅をして、あちこちで勉強会を開いたり、また話をしたりして、そういうことを何年も続けました。そのうちに医者たちからも要請がくるようになって、いろんな所の病院で精神科の医者が集まって、いろんな話をするようになってね。「地方巡業」と称していたんだけれども、結局、休みなしにそういうことをやってきたのね。私はどうしても、臨床に携わる人間たちが、いままでと違う観念をもつべきだと強く思っていたから、休みはいつも地方巡業にでていたんです。

だから精神科病棟には、あまり私はタッチしなかった。一般科の医者たちや看護婦さんの意識を変えることが目標だった。だって、当時は、精神科を受診してくる患者さんは割と少なかったんだよね。普通、精神科的な問題を抱えていながら、みなさん最初は内科や外科へ行っていたわけだ。眼科や耳鼻科とか。

――たしかに不登校でも、最初は身体的な反応で、朝になるとおなかが痛いとかということで、お母さんたちは内科や小児科に連れていきますよね。

小倉　そう。だから小児科の医者たちの教育というか、そういうことも一生懸命やっていたわけ。私はアメリカでも地方巡業みたいなことをしていたでしょう。

――飛行機に乗って。

小倉　そう、飛行機に乗ってね。日本では車に乗っていたわけだけど、すでにそういう思いが基本にあったんじゃないかな。だから最初は、精神科関係の医者よりも、看護婦さんとか他の科の先生方の間で受け入れられたというか、そんなふうだったんだね。

第六章　精神病は子どものときから始まる

1　どんな赤ちゃんも欲求不満である

――これまでのお話しを通していえるのは、精神病は、すでに子どものときに始まっている、ということが先生の基本的な考えだということですね。

小倉　そうです。すべての精神疾患は赤ちゃんのときに始まっているというのが、私の考えです。もっといえば、ほんとは妊娠中から始まっているんだね。授精した瞬間から始まっている。赤ちゃんは、胎児のときからいろんな体験をするわけよね。出産というのも親子ともに大変な体験です。生まれてすぐに、いろんなことがあるでしょう。そういうことがすべて順調にうまくいくなんていうことは、あるわけがない。本当に満足のいく育ちを体験するなんていうことは誰一人としてないんだ。

――いわゆる標準的な生まれ育ちをした人はいないということですか？

小倉　いない。主観的に考えればね。ほかの人と比べても意味がないんだけれども、主観的に見れば、どんな赤ちゃんもみんな欲求不満なんです。

――あらゆる赤ちゃんが欲求不満であると？

小倉　うん。欲求不満。怒りに満ちあふれている。みんな被害的に思っている。

――　被害妄想。

小倉　そう。あらゆる赤ちゃんが、そうならざるを得ないんだよ。だって、哺乳類の中でも人間は、ものすごく不完全な形で生まれてくるわけです。そうすると、どうしたってまわりの人のお世話を受けないといけない。自分が生きるか死ぬかはまわり次第なんだよ。いまは殺される赤ちゃんがたくさんいるけれど、みんなが注目してくれるように赤ちゃんとしては常に自分に注意を集めるようにしないと駄目だし、せっかくまわりの人が何かをやってくれていても見当違いのことが圧倒的に多いわけ。自分にピタッと合うお世話をしてもらえることなんて、一〇〇に一つしかない。

――　自分が欲していることをしてもらえないわけですか。

小倉　ピタッとこない。ピタッとこないということは不可避なんだけれど、しかしポジティブな意味もあると思う。

――　はい。

小倉　どういうことかというと、最初は生まれてすぐのときは、自分というものの感覚はまだないとされているわけね。ほんとうはそれは間違いなんだけど、ま、ないとしましょう。そして、何だか知らないけど、赤ちゃんはわけがわからない苦痛を体験するわけだ。おなかがすくとか、痛い、かゆいとか、ね。寝返りを打ちたいとか、ぬれちゃったとか、いろいろある。それをなんとかしてもらいたいと思ったって、すぐには誰もやってこない。すぐにきたとしても、ぜんぜん見当違いのことをして去っていくかもしれない。

だから赤ちゃんは常に緊張して、まわりからの注目を自分に集めないといけないし、きたものがたとえ意に沿わないものであったとしても選択の余地がないんだから、それに合わせるしかない。不十分で、これでは困ると思っても我慢してなんとかそれを受け入れるしかないわけです。そういう意味で、赤ちゃんというのは常時不安と緊張を感じているんです。命がかかっていることだって自分では何もできないわけだから、存在そのものが非常に不安なわけですね。

ところが、不十分ながらでもお世話をされているうちに、自分と自分でないものの区別がだんだんできてくる。たくまずして、赤ちゃんが自分は自分であるという感覚をもてるようになるのは、いつだって不満足、不条理な体験をすることによるわけです。だから最初は不条理、理屈に合わないとんでもない体験であっても、それのおかげで自分というものがだんだんできてくることになる。

―― はい。

小倉 それは、おっぱいと同じですよ。おっぱいは口から飲んで、それが体の一部になるわけでしょう。それと同じで、体験として自分にかぶさってくるものが、やがては自分の中に入るわけだ。悪い体験からは悪い自分ができるし、いい体験からはいい自分ができるということになる。

私たちは誰でも、「今日はいい自分を出せた」とか、「今日は自分の悪いところばかり出ちゃった」といういい方をするでしょう。普通にしますよ。野球の選手なんか特にそういうことをいうよね。

―― そうですね。

小倉 人間の成長も同じなんだ。いい自分と悪い自分がいて、悪い自分ばかりのときは大変苦しいことになる。いい体験が多ければ多いほど、まあ穏やかなというか、落ち着いた人になる。でもそれは千差万別なんだ。人によってみんな違う。避けられないことである。その結果として、私たちの性格はだんだんにつくられていく。それは、指紋や顔が違うように、性格はみんな違うんです。同じ性格の人なんていない。なぜそうなのかというと、それは生まれていろいろな体験が違うからです。ＤＮＡとか遺伝の要素ももちろんあると思うけれども、それを半々だとしても、ともかく半分は生まれてから後の体験によるところが大きい。一卵性双生児だって性格は違うんです。たとえDNAは一緒でも性格はぜんぜん違うわけですね。なぜ違うか。それは一人ひとり体験が違うからです。

――それは同じような環境で、同じ両親で育っても違うんですか？

小倉 違います。よく親たちは「兄弟はみんな同じように育てた」というけど、あれは勘違いだ。

――親の勘違い。同じように育ててはいないということですか？

小倉 そう。お母さんたちの会話を聞いていると、「この子とはどうも相性が悪い」「こっちとはぴったり」なんていっている。ぴったり合う赤ちゃんはラッキーだよね。どうも合わないということになった子どもはアンラッキー。そういうのも、その人を形づくる上で大きな影響を与えると思うね。

――なるほど。

小倉 一卵性双生児の研究がいろいろあるけれど、一卵性双生児で一人が精神病になると、もう一人も精神病になる率は六〇パーセントだといわれている。なんで六〇パーセントかというと、遺伝とかDNAと関係ないところの四〇パーセントがあるということでしょう。

その四〇パーセントは何だって、そういうことを質問する人はいない。質問するのが当たり前のことだと思うんだけれども、六〇パーセント同じだから二人同じだというふうに考えているんだよね。だけど、性格は違う。それは体験がそれぞれ違うからです。一致する点もいろいろあるかもしれないけど、むしろ裏表みたいに違うことがあるんです。

――それほど左様に、人というのは、それぞれ育ちは別個であるということですね。

小倉 そう。従来は、赤ちゃんは何もわかっていない存在と思われていたんだけど、とんでもないことで、赤ちゃんは全身全霊を注いでまわりを観察しているんです。

――情報収集している。

小倉 赤ちゃんなりのコンピューターをもっているわけ。全身全霊を注いでまわりを観察している。生まれてすぐから赤ちゃんは、お母さんと十分なやりとりができるんです。それは妊娠中、お母さんが名前をつけて、「何々ちゃん」と会話をしたりする。お母さんの声というのはすぐわかるわけで。お父さんの声もわかっている。そういう本がいっぱいあるんですよ。『出産の記憶がある子ども』といった題だったかな。たくさんありますよ。

2　精神病は三歳で明らかになる

――『前世を記憶している子ども』なんていう本もありますね。

小倉　それはたくさんあるんです。いまはコンピューターだ何だといろんな機械が発達してきたから、妊娠中の赤ちゃんのことをものすごくよくわかるようになってしまった。立体的な超音波診断装置というのがあって、おなかの中にいる赤ちゃんの立体像をそのまま見ることができるのね。細かい表情までわかって、いろんな動作もわかる。赤ちゃんは実に細かい動作をいろいろしている。まわりの音やいろんな刺激に反応しているわけだ。

――お腹の中から喜怒哀楽をもっているという。

小倉　そう。笑ったり怒ったり。退屈そうな顔をしたり。そういう表情まではっきり読み取ることができるようになっている。こういう実験はどうかなと思うけど、いろんな刺激を与えては、お腹の赤ちゃんがどう反応するか。そういうことをいっぱい記録しているんです。つまり、赤ちゃんは、胎児のときからいろんな判断ができているということです。それから、おなかの中ですごく動き回るじゃない。つまり動くこともできるわけだよね。

お母さんのお腹を見ていても、ギュッと飛び出てきたりするでしょう。運動能力は非常にある。それは羊水に浮かんでいるということもあるかもしれないんだけどね。

いまは超未熟児で出産となる人もいる。六〇〇グラム台で生まれて保育器の中で育ってゆく。昔は、直接観察できなかった胎児を二四時間じっくり診て、お世話ができるようになったわけです。そこから得られるさまざまの知見が豊富にあることになってしまった。

―― はい。

小倉　そして出産するでしょ。出産して、だいたい三〇時間くらいまでの間は、赤ちゃんは自由に動きまわれる。お母さんのおなかの上に置くと、自分ではい上がって、おっぱいを求めにいくんですよ。自分で動くんだ。お母さんがずり上げるわけじゃない。お母さんは平たく寝ているんだけど、必ずおっぱいに向かうのね。しかし、三〇時間ほど過ぎると、もう動けなくなる。それ以前だったら、頭もちゃんともち上げることができるんです。

―― 首がすわるのに何カ月かかかりますよね。

小倉　そう。三カ月というでしょう。

―― でも、その三〇時間は大丈夫なんですか？

小倉　そう。あたりを見まわすこともできる。そんなこと昔から観察されていたはずだけれども、見落とされていたわけだね。生まれて数時間ぐらいの赤ちゃんのビデオの記録があるんだけど、最初、お母さんが自分のお腹の上に生まれたばかりの赤ちゃんを乗せて楽しんでいるんです。そのうちに、疲れて、隣にいた旦那さんに赤ちゃんを渡した。お父さんは、思わず知らず舌を出しちゃった。それを見て、赤ちゃんも舌を出した。お父さんはびっくりして、さらに長く舌を出すと、赤ちゃんもまた出す。お父さんが思いきり長く出したら、赤ちゃんも思いきり長く出した。それは生まれて数時間の話です。

―― 見えているということですか。

小倉 そう。で、まねをしたわけだね。赤ちゃんにはそういう能力があるわけだよ。さらにいえば、生まれたばかりの赤ちゃんとお母さんとは対話をしているんだね。

―― 言語で?

小倉 お母さんも「あー」とか「うー」とか。赤ちゃんも同じように「あー」とか「うー」とか。それがビデオに取られているんだよ。その声の間隔は、ちょっと忘れたけど、〇・八六秒とか何とかの間隔なんだよ。等間隔で声を出すということになれば生物学的なこともあるでしょうね。心臓だって、肺だって、一定のリズムで動いているわけだから、声だって一定のリズムで出たって不思議ではない。でも、それは録音されたものをよく聞いていないと、声としては聞こえない。だけどビデオみたいなものだと……

――解析されるんですね。

小倉 棘波《きょくは》というか。棘波が出るから、それで時間を測ることはできるわけね。そういうふうにリズミカルな動きがある。それにお母さんが合わせられるかどうかだよ。

――合わさないと駄目なんですね。

小倉 合わさないと駄目。

――合わせてくれない母は子どもにとっては欲求不満の母になってくる。

小倉 そういうこと。非常に敏感なお母さんは、赤ちゃんの小さなささやき声を認めて、それに答えている。棘波は上下に波が並んでいるわけだけど、お母さんと子どもの波が一致するかどうか。そういうことも研究されている。すごいことだよね。

実際にお母さんになった人たちの経験から聞くと、だいたい生まれて一カ月までには意思の疎通ができると言うんだ。

――子どもと別に言葉を交わさなくてもですか?

小倉 お互いに考えていることが取り交わされるというんだね。それは、ある程度、敏感なお母さんでないと駄目かもしれないんだけど、それがもし三カ月を超えてもなお、お互いにうまくできないようであるなら、その後はどうなるのかあやしい。生まれてから三カ月までが勝負だといえますね。普通は、二カ月ぐらいでもう、お互いにわかっているな、ということがわかるんだ。

網谷　お母さんも赤ん坊も互いに理解し合うわけです。

小倉　敏感なお母さんだと一カ月でだいたいわかる。普通の人でも二カ月でわかる。三カ月超えてもそれがわからない人は、もう一生わからないのかしれない。そういう場合は、お母さんとの関係は難しいことになるかもしれません。といってあきらめるわけにいかないけれども、根本的には自分とお母さんは合わないんだなと思うしかない。そんなのはよく聞く話でしょう。お母さんは妹とはよく合うけど、自分とは合わないみたいだ、とかね。みんな赤ちゃんのときに、そうなるんです。こういうことを考えると、大人になってから発見される精神科的な病気というのはすべて……

――赤ちゃんの時期から、ということですね。

小倉　そう。臨床医の目から見ると、すでに三歳では明らかなんだ。すっかり明らかになっている。その前だってだいたい見当がつくと思うけど、精神科の所に三歳以前の子どもがくることは例外だよね。

――はい。

小倉　別の理由できて、たまたま赤ちゃんもそこにいたという場合はあるかもしれないけれどもね。赤ちゃんに問題があって精神科に来るということは、一般にはないことです。だから、ある偶然のチャンスのところで精神科の医者に出会って、その精神科の医者が、基本的にそういうことに理解をもっている人の場合は、「この人は問題ですよ」ということになる。しかし、そういうことを言える精神科医は、日本に何人いるかな。ほんとに数えるくらいしかいない。だからそれが一般の通念になることはないんだね。私みたいに、たとえば三歳で統合失調症を区別できるなんていう人間は、「こいつはおかしい」ということになるわけですよ。「何をバカなことをいっているか」ということになる。

3　統合失調症は青年期に「発見」される

――精神病もふくめて、さまざまなものが赤ちゃんのときに形づくられていくわけですね。

小倉　そう、何でもすべてです。性格そのものがその時期につくられるわけです。性格か病気かというのは微妙な問題で、どっちから見るかで変わる。こっちから見ると性格だといえるけど、逆から見てみると病気ということだね。つまり同じコインの裏表だ。精神的な病気といわれるようなときには、もともともっている性格が非常にあらわになるということがいえると思います。普通、私たちは、自分の性格が人にあまり透視されるというのは嫌がるわけです。

―― 見られるのは？

小倉 自分をちょっとお化粧して、ね。

―― 飾ってみたり。

小倉 服装だってそうかもしれない。眼鏡かけたり、帽子かぶったり、マスクしたりしてね。表情を読まれないようにするわけだ。それは自分が出ないように自分を守っているわけだよね。だから、たとえば統合失調症の患者さんがどういう具合で病院にくるかといえば、普通は何も知らない通りすがりの人が「あの人は変だ」ということがきっかけですよ。「何か変なことしている」というので交番に届ける。交番の人がやってきて、「なるほど、これはおかしい」と。

―― それは大人ですよね。

小倉　そう、大人の場合。

――デパートなんかで、よく一人で怒鳴っている人とかいますね。やっぱり見ただけでおかしいですよね。

小倉　それが出るのは、普通は青年期ということになっている。統合失調症は青年期に発病すると、どこの本にも書いてある。テレビでもラジオでも新聞でも、しょっちゅうそういうことをいっています。だけど、私はそうじゃないというんだ。青年期になって、やっと初めてそれとして認知されるということなんですよ。それも多くの場合、まったくの素人によって認知される。家族によってでも、医者によってでもない。

――第三者によって。

小倉　そう、第三者。関係ない人によって発見、認知されるわけです。家族は夢にも病気だなんて思っていない。こいつは昔からそうだったんだ、みたいなことになって、病気ということは認めないわけ。それが一般的なことなんだよ。だから教科書に「統合失調症は青年期に発病します」と書いてある。私は、青年期に発見されるといいたい。

――発病ではなくて発見だと。

小倉　そうです。たとえば肺結核と同じですよ。昔は肺結核というのは、常に発見されたんだ。ところが肺結核は発見されるずっと前から発病していたんだよ。だけど、風邪だろうとかいって相手にしないわけ。血を吐いたときに、「あ、結核だ」と発見されることになる。血を吐かなきゃ、診断がつかないわけだ。統合失調症の場合も同じで、幻覚・妄想があったり、変なことを言ったりしなければ発見されない。それでも「何でもないじゃないか」という精神科の医者はいるんです。

――たとえば夢見がちな子どもっているじゃないですか。虚言癖があったりすることもある。そういうのは、まさか精神病と誰も思わないという。

小倉 思わない。小学校一年生ぐらいでウソをつく、お金を取る、乱暴する、夜寝ないで暴れているというような子どもは多いでしょう。

――すごく多いと思います。

小倉 いっぱいいるよね。そういう中に、そうでない人もいるけど、統合失調症の人がいるわけなんだよ。精神科の医者というのは、そこを見分けることができるのでなければ意味がない。

――スキルとしてですね。

小倉 だけど、精神科の医者は常に青年期に発病するというわけだよ。こんなこともある。

最近はちょっといわなくなったんだけど「人格障害」という範疇があって、アメリカの有名な診断分類の本には「人格障害というのは一八歳以下の人には使ってはいかん」と書いてある。そんなの、おかしいと思わない？　これだと人格は一八歳以下にはできていないといっているようなものでしょう。

――　一八歳以下では使ってはいけないという理由は書いてあるんですか？

小倉　なんでとは書いてない。ただ、一八歳と書いてある。選挙権と関係あるのかも知れないけどね。

――　なのに、人格障害とは呼ばないんですね。

小倉　だけど、おそらく保育所や幼稚園の先生方は、こうした子は手に負えない。

――　手に負えない子って多いようですね。乱暴な子とか、いまいわれている発達障害の子どもたちとか……

小倉　そう。よく注意して見ればわかる。おそらく保育所や幼稚園の先生は知っているんだと思います。この子は将来心配だということはすぐわかるんだけど、そんなことといったら親からひどいことをいわれちゃう。だから、いまはなんでも発達障害ということになっているのかもしれないね。では、発達障害ってどういうふうに理解できるのかということは、はっきりしていないんだよ。それは、発達障害という言葉の下に、何もかも全部入れてしまうからかもしれませんね。

4　発達障害は大人が貼ったレッテル

――発達障害に関しては、ひと昔前までは教育の現場では「つくられた障害」といわれていたそうです。別にLD（学習障害）にしても、AD／HD（注意欠陥・多動性障害）にしても、そういうふうにレッテルを貼っておけば教師が楽みたいな感じがあったという……。

小倉　発達障害と言うと、たしかに親は安心するというところがあるわけです。

――病名をつけてもらってということですか？

小倉　そう。障害だとわかると自分に責任がない。親にしてみれば育て方に問題があったんじゃないんだということになる。学校の先生にしてみれば、教師としての接触の仕方に問題があったのではないということになる。

――その子がもともともっているものだと。

小倉　そう。本人の中にあるもので、まわりは無関係だということです。いわば免罪符といえばいいのかな。それで無罪放免になるわけ。だから大歓迎なわけだ。でも、それは大間違いです。

――　はい。

小倉　発達障害に関連して、いわゆる二次障害ということがいわれる。二次障害というのは、従来いわれた精神障害がみんな入っているわけです。おかしいと思わない？　私にいわせれば逆だというんだ。二次障害といわれているものこそ、ほんとうは一次障害なんですよ。発達障害といわれる子どもたちは、一次障害の結果として発達がうまくいっていない人たちなんです。

――　なるほど。

小倉　いったい人間の発達って何なんだと思うね。発達が完全にうまくいっている人なんて、そんな人いるのかといいたくなります。世の中で人格者と言われる人ほど、家庭の中ではクレージーだということになっているんだよ。どこへ行っても、どこでも、すべて立派な人格者は存在しない。絵に描いた餅です。そんなものは存在するわけがない。つまり、人間というのは全員発達障害だということだ。本に書いてあるように、きれいに発達する人間なんて世の中に存在しない、というのが私の考えなんですよ。いまいわれている発達障害は、むしろそれは性格と言ったほうがいいんじゃないかと思っています。

最近、発達障害とはいわないで、そういう性格なんだと、そういう特徴をもっている人なんだと考えましょう、なんていうこともいわれ始めたね。

――いわれていますね。

小倉　それはなぜかというと、発達障害ではどうも具合が悪いということがいろいろ起こってきたものだから、困ったわけね。都合のいいこともあるけれど、それですっかり物事が解決するかというと、そうではないので困ってしまった。だから、これはその子のもち味なんだといわれる。この人の特徴なんだから、それを活かしていきましょう、という話にすり替わっているんだよ。話がすり替わっただけの話であって、発達障害とあなたがいっているものは何なんだと、本当に迫られたら誰も答えられない。

網谷　たとえばＡＤ／ＨＤ（注意欠陥・多動性障害）は、脳波を取るでしょう。精神科では異常がない子どもだけに……

――脳波に異常がない。

網谷　どこも異常がなければＡＤ／ＨＤと診断できるけれど、「異常があれば、そう（Ａ

D／HD）いえない」と聞いたことがあります。

小倉 でも、子どもの脳波って、出たり引っ込んだりするものなんだよ。いわゆる異常波というのがあって、固定的にずっと持続的に異常が見られるというのではない。

――落ち着きがなければ、どんな子でもAD／HDになり得ますよね。

小倉 要するに生まれる前から、いろんな体験がどういうふうに積み重ねられているかによるわけだ。精神科の医者がよくいうのは「そんな過去の問題なんか、なんで話をするんだ」と。「いまさら過去を語ってもしょうがないじゃないか。過去なんか変えられないじゃないか」と言うんだ。それは大きな間違いで、要するに過去というのは認識の問題なんだよ。

――自分の認識、自己認識ですね。

小倉 そう。過去に起こったことをどう認識するかということであって、認識が変われば過去の事実も変わるんだよ。たとえば弥生時代の人間がどうだこうだと昔言われていたものと、いまはぜんぜん違うようにいわれている。つまり、過去は変わったわけだよ。そんなことは、歴史学者の中では普通のことです。過去はいくらでも変わるわけよ。変わらないなんてことはない。

自分自身の過去についても、赤ちゃんのときからの写真なんか見ていけば、「あ、そうだったのか」と、やっとこれで理解できたということがいくらでもあるわけでしょう。精神科の治療のエッセンスというのはそういうことなんだ。つまり、過去というものが、過去になっていないんだ。過去がまだ現在ということなんだよ。だから、過去を変えることを怖がるということは、つまり現在の自分を変えることを怖がっているということになるわけですよ。　それが私の主張なんだけど。そういうことを言うと、ますます嫌われる。「なるほど」という人はいない。精神科の医者はみんな嫌っているんだよ。もうちょっとしたら、また変わるんじゃないかと思う。

網谷　発達障害はもう。

小倉　もうみんなうんざりしています。

——子どもの側に立たないと。

網谷　立たないと駄目だと思います。あれは大人の側からのレッテルですものね。

5　精神病とはどんな定義なのか

小倉　発達障害って普通、子どもについていわれていたでしょう。それがいまは大人もそうだということになっているわけよ。

網谷　いっぱい診断されていますね。

小倉　大人の場合は統合失調症って診断がついているけれども、あれは発達障害だという人もいる。そもそも統合失調症なんていうものは存在しないんだという極論もある。

網谷　めちゃくちゃですね。

小倉　もう、統合失調症なんていう時代は過ぎ去った。あれは過去のものだ。これからは発達障害だと、本気でいう大学の教授なんかがいるんです。

——　そうなってくると、どういうものをもって精神病というのかも変わってきますよね。

小倉　そうだね。そこがいま、まったくわからなくなっていると思うよ。定義のしようがなくなっているんだと思うね。私は、精神病とは、うんと幼いときに、お世話をしてくれる方との間の齟齬が積み重なって、どうにもならなくなっている状態だと思う。

――その出方はさまざまであると?

小倉　出方はさまざま。いろんな偶然の状況に応じて、いろいろ病型はある。だけど「精神病」とひとまとめにしていいと、私は思います。昔からそういう考え方はあったのね。単一精神病というんだけど。

――躁鬱病とか、統合失調症とか、そういう個別の名前をつけずに、精神病で統一してしまおうという考え方ですね。

小倉　そう。Mono psychosisという考えです。これは昔からあったんだけどね。統合失調症と、昔でいう躁鬱病、いまは感情障害って……

――いまは躁鬱病と言わないんですか?

小倉　いわない。感情障害というんですね。それで、統合失調症も、感情障害も、経過が長くなると区別がつかなくなるんです。どっちともいえなくなる。最初のころは、統合失調症に使う薬と感情障害に使う薬は峻別されていたわけですが、いまでは両方使われているんですよ。

――なるほど。

小倉　一般の精神科の医者は目に見える症状が消えたということをもって「病気がよく

なった」というわけだけど、私は違うというんだ。さっきもいったように症状というものは、その人が自分を守るために最低限必要な事柄なんです。それをむしり取ったらどうなるか。これは容易に想像できるでしょう。

みんな誰でも癖を持っているじゃない。その癖をなくされたらどうなる。困るでしょう。同じことだよ。症状が消えてなくなったら、患者は困るんだよ。症状はいろんなアピールの道具になっている場合もある。注意を向けてもらいたいからというのもある。だけど、長い、長い歴史があって、自分はこういうことで困っているんだぞという主張なんだ。

―― 聞いてくれ！　という信号だということですか？

小倉 そう。まわりの人に対して、そんなことやっていると危ないよということを知ってもらいたいという信号としてあるわけ。少なくても自分の存在を守るためのものなんだ。それを無理やり薬ではぎ取ってしまうのが本当の治療かと、私はいうわけです。

6　過去を見つめることを拒否する親たち

―― 小倉先生は、薬を出すということに対してはどういう立場をとっていらっしゃるのですか？

小倉　いくら自分を守るためといっても、あまり激しい症状でまわりの人たちも生活できないという場合には使います。「あなたのいい分はよくわかるけれども、このままじゃ破滅しちゃうよ。あなたが求めているものは結局、こないことになっちゃう。だからちょっと妥協しなくちゃ駄目なんじゃないの」ということです。どうしても抑えられない、眠れない、食べられない、あそこが痛い。じゃあ、当座はお薬出すけれども、これで話しはおしまいじゃない。始まりなんだよ、と。あなたもよく自分のことを考えるようにしましょう、と。私の場合は、そういうことだよね。

もちろん家族にも、なんでこの人はこんな症状が必要になってきたか、長い歴史があるのであって、そこのところをしっかり理解しましょうと話しています。でも、だいたいは断固拒否するね、親は。

――　薬をですか？

小倉　薬じゃなくて、しっかり過去を振り返って考えてみましょう、ということについてです。「なんでそんなことをするんですか。そんなこと嫌です」というわけだ。

――　患者さんの家族の方が？

小倉　そう、家族が。患者さんも嫌がることがある。でも、患者さんは、それが必要だということは知っている。いまはつらくてその余裕がない、ということはいうんだ。だけど、いずれはその作業をしなくちゃならないと覚悟はしているんです。しかし、家族はそうじゃない。振り返るということは、要するに自分たちが悪かったんだと、責められるというふうに受け止める。被害的に受け止めるわけだね。

だけど私は、責めることはしません。あなたたちもいろいろあったんでしょう、と思っている。ただ、どうしてそういうふうになったのか、ちょっと視野が狭窄したということの意味を考えてみましょうということです。

――患者さんのご家族というのは結構、心当たりとか、すねに傷とか、そういう思いがあるわけですか。そのことが自分でわかる、と。

小倉　わかる、わかる。わかるから、すぐに拒否するわけ。わからなくて拒否するんじゃない。しかし、やがて親も涙して、いろいろ語ることになるんです。「実は、こんなことをいうのは初めてですけど」という話になるんです。だからみんな、親も子どもも、長い、長い歴史をもっているわけですよ。

――そういうふうに患者も患者の家族もなってきたときに、治り始めていくということですか。

小倉 そうだね。初めて回復に向かうということです。その努力が始まるわけだ。

―― なるほど。

小倉 私は、精神科の医者は、なんで自分は精神科を選んだかということを自分に問うてもらいたいと思う。「内科や外科でなくて、なんで精神科か。それをしっかり考えてもらいたい」というんだけれども、「そんなの偶然そうなった」とかいう。しかし偶然なんてこと、あるわけがない。

―― 自分が選んできたというものはけっして偶然じゃない、と。

小倉 偶然じゃない。

―― 自分で自覚して選んでいるわけですね。

小倉 そうです。理由が「ない」と断言する人は、じゃあ精神科をやめてくれと私はいいたい。何で精神科を選んだかを考えることを拒否するんだったら、「精神科の医者は辞めなさい」というんだ。それを私は何人の医者にいったかな。「おまえ、もう辞めろ」と怒鳴った相手でぱっと思い出すのは五、六人くらいいるね。

―― それはきちんと自分で、なぜ自分が精神科を選んだかを知っておかないと、治療はできないということですか？

小倉　そうです。

——結構、精神科を選んだ人というのは、それなりに類型できるような動機をもっているということですか？

小倉　類型できるかどうかわからないけど、やはりこれも幼いときからの問題だね。

——やっぱり自分もそういう傾向のある人間だということですか。

小倉　そうそう。人間である限りは、みんないろんな体験をもっているわけです。欲求不満な体験をもっているはずなんだ。それと関係があって精神科を選んだんです。そのことに思いをいたさないで、患者さんの治療なんて思い上がりだと私は思っている。でも、そういうことをいうと、みんな嫌うんだ。

——もらい乳をしたヒロちゃんのお母さんのおっぱいの感触とか、シオザキユキコ先生への淡い思いとか、ですね。

小倉　そういうことです。そういう幼い時期のさまざまな体験が動機の奥にある。

7　はたして精神医学は「科学」なのか

――心の病というか、鬱傾向とか、鬱というのも精神病に入るんですか？

小倉　一応、精神病に入っています。

――ということは、いまは精神病患者だらけということじゃないですか。鬱傾向の人って、三人に一人とかいるんでしょう。

小倉　そうそう。統合失調症なんか一〇〇人のうちに一人、二人というけど、私にいわせれば九〇パーセントくらい、そうじゃないかと思う。

――人間の九〇パーセントが統合失調症ですか？

小倉　実際には治療を受けないでいるわけだ。虫歯でもそうだよね。一生治療しないで、虫歯をもったまま死ぬ人はたくさんいるわけよね。このごろは自分が前立腺がんって知らないまま死ぬ人もたくさんいるわけだ。

――なるほど。

小倉　それから子宮筋腫というのは、成人女性の一八パーセント、五人に一人ぐらいいるといわれているんだけど、私はもっと多いんじゃないかと思う。ぜんぜん知らないで、症状もなしに一生終わる人もいるんじゃないかと思う。あっても医者に行かないで終わる人もいるわけでしょう。精神病のほうが、もっと率が高い。それくらい、本当は精神病は非常になじみの深いものなんだ。

――いま、心の病で、心療内科とか、心のケアをしてくれるクリニックなんかに行っている人がすごく多いんですけど、そういう傾向は小倉先生としてはよしとされていますか。

小倉　行くのはいいんだよね。問題は行った先で何が起こるかなんだよ。だいたい、二、三時間待って、一分以内の診療でしょう。

――そういわれていますよね。それで、薬をバックに入らないくらいもらって帰ってくるんです。

小倉　そう。そして診断名は行く先々で違ったりするわけだ。そこには、治療者の性格が反映されているわけです。だから病名が変わる。患者さんは同じなんだけど、見る人の側の思いがかぶさるから、いくつもの病名になるわけですよ。変なことだね。

だから私は、精神医学というのは、科学であるということは難しいのではないかと思う。でも、多くの日本の精神科医は科学であると信じていて、一般の診療科の科学的な探究方法が、そのままアプライ（適用）すると信じたいんだよね。でも、精神科の場合はそういかないいんだよ。もっと違う勘のようなものが必要なんだよね。

——勘ですか。職人的な、みたいな。

小倉　そう。パッと患者さんを見て思うこと、感じること。そして、「あれ？　自分は何でこう思ったんだろう」ということを考えていくことだね。パッと思ったことが間違いであることもしばしばあるわけよね。よくいろんな情報を聞いて考えていくと、「あ、そうか。こっちだ」ということがあるわけだけどね。

——話がまた変わりますが、関東中央病院を辞められた後、個人クリニックを出されるわけですよね。

小倉　そうそう。

——そのときも、ご自分の中では一つの大きな挑戦だったのですか？

小倉　それはそうじゃないんです。定年で辞めたということです。私は関東中央病院に二八年と何カ月かいたんだよね。たぶん、そこで何万人という患者さんを診てきたと思うのね。入院患者も三千何百人くらい扱ってきたと思う。だけど六〇歳が定年だったんです。なんとか二回のばしてもらって、六二歳半までいたんだ。

——二回も、ですか？

小倉 うん。一回のびるというのはままあることだというんだけど、二回のびたのは私が初めてだった。実は、そこでもう一年という話もあった。だけど、「あまりそんな例をつくってはいかんのじゃないの？」といって、辞めることにしたんだよね。次の人もつくっていかないといけないわけだから。

しかし私、そんなに長い間いたからね。「どうしても私に」という患者さんが多かったんだ。ほうぼうの病院にお願いしたんだけど、八〇人くらいは「どうしても、ほかの医者は嫌だ」という人がいたわけだ。

——小倉先生に診てもらいたいと。

小倉 そう。経過の長い人もいるし、ね。家族も「ぜひ」というから、仕方なしに開業したというのが正直な話だね。私は開業する気はなかったんです。ほかにやることを決めていたわけじゃなかったけど、その八〇人くらいの患者さんのために、やむを得ず始めた。いやいやながら（笑）。

——ということは、つまり小倉先生がやろうとしていた児童精神治療は関東中央病院でやり切ったよということですね。

小倉　まあ、そうだね。私が長い間苦労して考えたものは、だいたいやった。

――それも日本にも広めたんですものね。

小倉　ま、やっていることが知られるようになった。それが実際に行われるようになったかどうかは、また別の問題だと思うけれども、広く知られるようにはなった。というので、まあまあやりきったかなという思いはあったね。

第七章　子どもは「人類の将来」という視点

1　社会の変化に合わせて子どもも変わった

――昔の子どもと比べてやっぱり子どもたちは変わってきていると感じますか？

小倉　思うね。それは、たとえば違う例で話すと、いま、医学では、いろんな医療器械がいっぱい発明されてしまったわけ。すさまじい勢いで、ね。もう日進月歩でいろんな機械が出てきたわけだ。私も不整脈で入院したことがあったんだけど、医者が私に会いにきたことはなかった。聴診しにくることはなかったんだ。

――本当ですか？

小倉　代わりに技師がやってきて、いろんなものを体にくっつけていくんだ。どこかにモニターがあるんだろうけど、私の主治医はそこにいるわけだ。私から見えない所にいるわけだよ。私は、主治医は女性の医者で美人だと聞いていたから、楽しみにしていたんだ。でも、一回もお会いしなかった（笑）。

その結果どういうことになっているかというと、いまの医者は停電になったら何もできない。昔は聴診器と打診器というのさえあれば、それですべてを診断できたんだ。

――いまの医師たちは機械を使わないと診断できない。

小倉　できない。つまり、医者が変わったわけだね。それと同じような意味で、子どもも変わったと、私は思う。子どもたちも、小学生のときからコンピューターでゲームをしたり、いろんな電子機器がまわりにいっぱいある。昔は何もなくて、自分で工夫してつくらなくちゃいけなかったわけだからね。

網谷　そうですね。先生は山の上の木に登って揺れていたわけですものね。

小倉　そう。木の上でね（笑）。そういう意味で、子どもは変わったと思う。それから昔は、家族という一つのまとまりがあった。いまはなにか同居人にしか過ぎないような気がします。

――それぞれが忙しくて一緒にご飯を食べない。団らんがなくなりました。

小倉　もう家族ではないんだよね。そういう意味では、子どもたちも変わらざるを得ないんじゃないの。非常にドライになって、別にお父さん、お母さんだからって、特別な人間じゃない。おれのおやじなんて、くそったれと。そういうことになっちゃう。

私などからすると、自分の父親のことを「こら、おやじ」なんていうことは考えられないことだよ。どんなに頭にきても、やっぱり「お父さん」だったよね。いま「お父さん」

「お母さん」なんて言葉、ないんじゃないの。違う言葉になっているんじゃないの。「あいつ」とか「あれ」とかね。

それからこんな極端な例もある。私は、これは私の外来にくる大学生だけではないんじゃないかと思っているんだけれども、「あなたのお父さんのお仕事は何ですか」と訊いても答えられない人がいるんだよ。

――家族のことに興味がないということですか？

小倉　おじいちゃんやおばあちゃんがどこにいるかも知らない。それが、いまは普通なんだよね。

――家族の中で、自分のルーツとか、そういうのを親が語っていないということですね。

小倉　自分のルーツなんて関係ないんだ。外国は、自分のルーツということを非常に問題にする。family tree というものがあるんだけれども、英語でいう「系図」だよね。これをとても大切にするんです。ところが日本では、自分の父親の仕事だってはっきり知らない。じいちゃん、ばあちゃんのことも知らない。その先になったら、かいもく知るわけがない。そういう若者が増えている。それから心配なのが、自分が結婚するかどうかなんて、あまり考えていないことです。

――いまの若者はそうらしいですね。

小倉　半分くらいの人は結婚しない。結婚しても子どもはつくらないという人も多い。そういう時代なんですよ。だから、子どもだって、そういう社会に適応するためには、変わらざるを得ないんじゃないかと思います。そんな意味では、社会の変化が先だと思う。そういう社会に合わせて、子どもが変わっていったんじゃないかと思う。

――社会が大きく変わり過ぎたということですね。

小倉　うん。そう。

網谷　小倉先生は、いたずらな子ども時代を過ごしたんですものね。

小倉　とても、子どもらしい子どもだったわけです。

網谷　そういういたずらがどれだけ人格形成に影響を与えるか。それって、すごく重要な体験なんですよね。でも、いまの子どもたちはやりたくてもできないわけですよ。その変化を子どもたちに問うのは酷なんですね。

――子どもに問うてはいけない。

網谷　そうです。小倉先生みたいな、冒険。わくわくして好奇心を満たす、すごく楽しい体験。これは悪いことだからこそ面白いわけで、だから子どもたちはやりたがるんですよ。

昔は、それが自由にできた。まわりの自然環境もそうだし、大人たちもどこかにそれを許すという包容力があったわけでしょう。

網谷 いまは、ぜんぶ監視している。

――はい、たしかにありましたね。

網谷 安全に、といって……

――そうそう。

小倉 いま子どもがどこにいるかわかるようなものをくっつけられているんじゃない。

網谷 そうです。

――携帯電話のGPSですね。

網谷 すぐに居場所がわかるから、あれがあると悪いことできないでしょう。そこの体験はどうなっちゃうのかという心配がありますね。

――人格形成の上では、そういう〝ちょいワル〟のことをやることは大事なんですか?

網谷 子どもには大事ですね。人間には光の部分と闇の部分があるわけで、だから闇の部分とか悪いこととかを経験していることってすごく大事だと思います。そういう部分をもつことが、健全な社会人になる要素の一つだと思います。ここがない人間は、社会適応の部分で逆に危ないでしょうね。

2　考えることをあきらめない人たち

――そういう社会の変化の中で子どもが変わってくることで、子どもたちの内面というのか、心は、昔の子どもと比べて、どうなんですか?

小倉　たとえば精神科の若い医者を見ていても、昔の医者以上に患者さんを人間として理解しようとしないんだよね。表面に表れている症状だけをピックアップしてマニュアルにあてはめるだけ。その病気の向こうにある子どもの人生や生活なんか興味がないんだよ。これは、子どもたちもそうだと思うんだよね。ひとつの現象を見たときに、この現象の意味は何かということを、いまの子どもは深く考えなくなったと思うんだ。ただ表面に表れていることだけで、カッコいいとかカッコ悪いとか、これをやると金持ちになるんじゃないかとか。中身、内容ということを問題にしないんだと思う。

ルーツを探るというか、この現象の意味は何かというようなことを考えない。でき合いのものを親から与えられて、自分の選択ではなくてね。それは確かに便利だしカッコいいし、楽しいかもしれない。でも、そこまでなんだよ。その先がないんです。

——このまま行くと子どもたちは駄目になりますか？

小倉　うん。やっぱり、人間が人間である所以を探ろうとするのではなくて、表面のことだけにしか関心がないわけだからね。そういうふうだと人類は死滅するんじゃないかと思うね。

——先生は、あらゆる人が精神病だとおっしゃっていましたけど、その率はいまも昔も変わっていないんでしょうか？

小倉　基本的にはそうでしょうね。だけど、精神病といわれる人たちは、逆にいえば、普通はあまりできないようなことをしている。つまり、考えるということをしている人たちだと思う。

——はい。

小倉　考えれば考えるほど、いろんなことがよく理解できないんだよね。その中に埋没してしまっている状態なんだと思う。物事の考え方というのは、幼いときに身につくものだと思うんだけど、それが身につかなかったんだと思うんだよね。だから、多くの人たちはただ表面に表れたことだけにとらわれて中身を考えないできたんです。しかし精神病の人たちは、これはおかしいんじゃないかと、こんなことでは駄目なんじゃないかというところから出発しているんだと思う。
だけどどう考えても、意味がわからない。で、困っている状態だということもできるわけです。考えようとしたところで挫折したというか、うまく指導してくれる人がいなかった。道を示してくれる人がいなかったんだ。だけど、考えることをあきらめていない人たちなんですよ。

――精神病の患者さんたちは、逆に人類の希望かもしれないんですか?

小倉 そう。そういう面もあると思う。

3 みんな「お母さん」といって死ぬ

――いま無差別殺人とか、驚くような事件がよく起こります。電車に乗っていてちょっと肩が触れたくらいで、「次の駅で下りろ」といわれてボコボコにされるとか、傘で突き刺されて殺されてしまうような事件も起こっています。そういうふうにすぐに「キレる」ということは、昔はあまりなかったですよね。

小倉　あまりなかったですね。

網谷　昔は赤ちゃんをちゃんと、お世話させていただいていたんですね。

――親が、自然に赤ちゃんの世話ができた、ということですか？

網谷　そう思います。基礎のところに問題があると、子どもにも不安が起きやすくなります。

小倉　実は私も経験したことがあるんだ。山手線で、新宿駅だったけど、その日は私、なんだか非常に疲れていて、ボーッとしていたんだ。電車がホームに入ってきて、扉が開いて、何人か下りたわけね。全員下りたと思って、私は車内に入ったんだよ。そうしたら、電車の中から斜めにバーッと。

――出てくる人がいたんだ。

小倉　そう。私は突き飛ばされて、あおむけに倒れた。その人は若い女性だったんだけど、高校生くらいかな、大学生かもしれない。その若い女性が「何だよ、てめえは」とすごい声で怒鳴ったんだよ。私はあっけにとられてしまった。そこにいたみんなが彼女の声にびっくりして、固まって見ているほどなんだ。やがて彼女は具合悪そうに、こそこそと消えちゃったけど、いや私はびっくりした。虚を衝かれてしまった。

私は、あの女の子は、どんな生い立ちの子かなと思ったんだよね。「何だよ、てめえは」といったんだよ。男性だってそんな言葉遣わないじゃない。それがいまの女性なのかと思って、ね。

網谷　幻滅しないようにしてくださいね（笑）。

小倉　しないけど、ちゃんとお母さんにお世話を受けなかった人だろうと想像するだけですね。本当はお母さんに言いたい言葉なんじゃないのかなと思ったんだ。

網谷　お母さんを突き飛ばしたいんですね、きっと。

――本当は。そういう母に対する恨みみたいなのを、いっぱいもっている人が多いということですか。

小倉　そう思う。

網谷　子どもにとっては、お母さんから「大好き、大好き」「かわいい、かわいい」「大事、大事」と声をかけられるだけでものすごい財産になります。もちろん、そういう思いが本当にあることが前提です。

――お父さんは、どうなんですか？

網谷　はい。いてくれるなら、それに越したことはないかな……。

――子育ては、基本はシングルマザーでOKなんですか?

網谷 お母さんが、ちゃんと健全ならです、ね。

小倉 そう。お母さんがちゃんとしていれば、大丈夫ですね。

網谷 お母さんだけだからということで、子どもがおかしくなることはないと思います。

小倉 現実には、お母さんの存在のほうが、お父さんの存在よりは明らかに大きいんだね。戦争中、「お母さん」と言って兵隊さんたちは死ぬんだ。あれは、アメリカ兵でもイギリス兵でも同じだということです。

網谷 最後、死ぬときは必ず……

小倉 「ママ、ママ」といって死ぬ。

網谷 「お父さん」といって死ぬ人はいない。

小倉 いない。

網谷 自分も死ぬとき、きっと「お母さん」だろうな、と思えば納得もいくんですよね。子どもに「お父さん」といわれないというのは、たしかに寂しいですけど(笑)。

――戦場で死ぬ人たちは、だいたい一八歳から二四、五歳の若者じゃないですか。たとえば、僕らがやがて、病院のベッドの上で管につながれて末期を迎えるときは、八〇歳か九〇歳かわからないけど、そういう人もやっぱり……

小倉　同じだと思う。

――「お母さん」といって死ぬんですか。

小倉　かつて有吉佐和子が認知症の老人のことを書いた小説『恍惚の人』（一九七三年）が映画になりました。主演は森繁久彌でした。ボケちゃって、行方不明になって森の中をさまよっているシーンがあるんです。雨が降っていて、ね。そこを嫁が見つけて、近づいていって助けようとしたときに、森繁久彌が「お母さん」というんだ。これは森繁のアドリブだった。台本にはなかったんてす。

――原作にもなかったんですか？

小倉　原作にもない。

網谷　思わず出た言葉だったんですね。

小倉　それで森繁が「あの場面では、あれしかなかったでしょ」といったとき、監督（豊田四郎）さんはワーッと泣いたというんです。それを嫁の役をした高峰秀子がずっといっていた。

網谷　その「お母さん」というのは、自分が赤ちゃんのときのお母さんのことですよね。

だから何歳になっても、最後息をひきとる前は「お母さん」というんですね。

――それは男に限らず、ですよね。

小倉　森繁がアドリブでそれをパッと言ったというところがすごい。

――すごいですね。

網谷　それを聞いて監督さんが泣いたというのは、監督さんもすごいですね。響いたんですね。

小倉　「カット」といって、泣いたというんだよ。

網谷　内なる赤ちゃんは生きているんですね。「内なる」というのはこちらの表現ですけど、心の中の赤ちゃん。

小倉　人間の原点は、赤ちゃんのときの体験でしかないわけなんだよね。それを見ないですませようというのが、一番最初に話したお母さんのための幼稚園、保育所なんだよ。

網谷　赤ちゃん、どこへ行っちゃうの。その赤ちゃんもいずれ大人になるのですから。

――つまり、その心の中の赤ん坊が健全であれば、人として、社会人として、昨日より今日、成長しながら、最後まで人格を磨いていけるよということですか？

小倉　向上心とか、興味をもつとか、好奇心とか、いろんな欲望とか。そういうことを正しくもてるようになるわけです。

網谷　私もそう思います。よかった（笑）。だって、学派も違いますし、先生は精神医学ですし、私は心理のほうですから。だから、ここまで大事なことが一致する、重なるということは、ものすごくありがたくて、感動的なことなんです。分野は違いますが、生きた人間と現場でかかわっているという意味において臨床家としては一緒なんですね。改めて、そう思いました。

――そういう経験から、お二人がそれぞれ到達した一つの結論が「心の中の赤ん坊が健全であれば大丈夫」だということですね。

4　人類は滅亡の方向に向かっている?!

――本当に人間がもともともっていたような気持ちで赤ん坊と向き合って、先生がおっしゃるように、「お世話させていただく」ようなお母さんが増えれば、日本ってよくなっていくのでしょうか？

小倉　なると思うけれども、それも夢のまた夢だね。

――そういうふうにお母さんが変わることはあり得ない、ということですか？

小倉 駄目だと、私はさじを投げているんだけどね。

――そうですか。

小倉 私は、もう人類はおしまいだと思っているんですよ。

――おしまい、ですか？

網谷 それは二年、三年くらい前から？

小倉 いや。もう四〇年ぐらい前から。

――人類は終わりだ、と。

小倉 うん。どう見ても、人類は終わりの方向にまっしぐらに走っていると思えてしょうがないんです。いろんな分野で人類が自傷行為というか、自滅行為に向かっているように思いますよ。もちろん多くの人々はそんなことを意識していなかったと思うけど、このごろになってやっと、私に向って「昔からそう言って、最近どうもそういうふうになってきたね」という人が何人か出てきた。

最近目立つことは、高校生、大学生くらいの人が自分の親の年齢や職業を知らない。社会全般でも、家族の中でも、縦軸にしろ、横軸にしろ人間関係が希薄になり、信頼関係があやふやになってしまっていると思う。これは何を意味するのかと、私は思うんだ。

そういうふうに考え始めた人は多いようで、私のような精神科医ではない、別の分野の人たちも、人類は危ない、みたいなことをいい始めているよね。

――確かに東日本大震災以降、そういう議論も多くなった感じは受けますね。

網谷 それは、その通りですね。

小倉 たとえば人類がいなくなると、地球は自浄作用を働かせることが可能になるんですね。人類がいる限り地球は相当傷むことになる。だけど、人類と地球、どっちが先に滅びるかといえば、当然、人類が先でしょう。その意味でも、人類は滅亡の方向に向かっていると思うんだ。そして残念ながら、子どもたちはもろにその衝撃を受けているということになると思うんです。子どもを大事にしなければ……

――やはり、駄目ですか?

小倉 子どもというのは人類の将来なんだから。人類は確実に駄目になっていきますよね。赤ちゃんを大事にしないということは、つまり将来を大事にしないということだもの。

網谷 ということは、大人たちもぜんぶ崩れちゃうということですよね。

小倉 もうすっかり崩れているね。

網谷　なのに、「こども園」なんて、まだ逆の方向の政策をしているんですよね。

――お母さんのためのこども園という意味で、逆行しているということですね。こどものためのものではなく。

網谷　そう。逆を行っていると思います。

小倉　六七年前、日本全体が福島みたいな状態だったんです。空襲で何もなかった。

――終戦のときですね。

小倉　うん。みんな餓死していた。そこから繁栄したという過去があるから、一回駄目になって、それからかもしれない。

網谷　精神や心って、目に見えないですからね。どうやって復興したらいいのですか。

小倉　麦だって何度も踏むんだよ。そうすると新しい芽が出て。いま踏んづけられているときだということもできるよね。コンクリートが敷き詰められていても、その割れ目から芽が出てきて花を咲かせる植物もいるでしょう。いまは、ああいう状況だと思う。そういう部分では、人類の自然治癒力を信じたい。

網谷　先生、それを信じるようになったのですか？

小倉　なってない。「信じたい」と言っている。

網谷　希望ですね。

小倉　そう、希望。これまで人類は、いろいろなことに興味をもち、さまざまな努力を重ね、新しいものをたくさんつくり続けてきたわけだ。だけど、その歴史は同時に物事を破壊していく過程でもあったんだね。さらに、近年になると自分たち自身も損ね、私たちの未来を担うべき大事な子どもたちさえも損ねてしまうようになった。そして、いまも損ね続けているという事実を私たちは厳粛に受けとめなければならないと思う。

――　はい。

小倉　そのためにも、私たちは、私たち大人に警告を発し、また告発を続けている子どもたちの悲痛な叫びに敏感になり、それをよく聞きとらなければならないと思います。

――　なるほど。そこにしか「希望」はないということですね。本当に長時間、ありがとうございました。

あとがき

お読みになってお分りの通り、この本は対談でもなく、独演でもないが、話しの内容がきちんとまとまってなくて、バラバラの感じがする。その時の思いつきのアドリブの連続なのだが、それも愛嬌というところだろうか。

ここに要点をしぼって少しまとめを述べてみようかと思う。

幼児期以来の様々の体験が、その人の基礎になるという誰が考えても疑問の余地がないこと、そして一般市井の人々は大昔から納得している事柄を、ひとり精神科医のみが一顧だにしないのである。そんなことを考えるのは馬鹿げていると考えるという強い傾向がある。

臨床の場でこのことを問題にしようとする時には、相談にみえる人だけでなく、臨床家自身も自らの幼時期来の体験について深い考えをめぐらすことになるものなのである。そしてこれは多くの場合、苦しい作業にならざるをえないのである。

それというのも私の考えでは、赤ちゃんの時代は人生においてもっとも苦しい時なのだ。自分一人では何もできない赤ちゃんは、まわりの人々の助けがなければ生きていけない。必要なものが必要な時に必要なだけ、そして必要な方法によって用意されることは絶えてないのである。どんなものがやってきたとしてもそれを受け入れるしかない。

大人の場合ならば、なんとかいろいろ工夫したり、ごまかしたりして順応する努力をするだろう。しかし赤ちゃんはそれ相応の経験も知識も技もないのである。

そう考えると赤ちゃんの日々はとても大変なのである。だから赤ちゃんは一日の大半の時間をねむってやり過すしかなくなるのである。でもどんな夢をみていることだろうか。そんなところからこの本は始まったのである。

加えて私の生い立ち、家族歴の一部などを披露することとなった。この作業は予想をこえて強い疲労感をもたらすものである。

私はなんでもおくてだったにもかかわらず、幼ない頃に限っては随分早熟だったように自分で思う。これは考えてみると奇妙なことである。幼なさがいつまでも残ってしまっているると考えることができるのかもしれない。

精神科医になろうと思ったのも、かなり特殊な状況の下でのことだったろうと思う。でもそれもまた長い間に準備されてきていた状況があってのことだったのだろう。

また私は医学生の頃、随分変っていたんだろうと思う。まだ病気が十分には治ってはいなかったのだろうか。ともかく学生の頃はいろいろな科の教授たちからよりも、患者さんたちからより多くの事柄を教わったのだった。

私は学生の頃から精神病院に出入りしていて、当時の精神科の臨床に全く絶望し、挙句、一九五九年にアメリカへゆくことになってしまった。アメリカでの八年間（一九六七年まで）に私は随分幸運な体験をもつことができ、様々の人々にお世話をうけた。

その人たちに「御礼のことばもない」といった私に対して、あるアメリカ人は「君は私たちに礼をすることはできない。出来ることはこれから日本に帰って、日本の患者さんや同僚に対して出来る限りつくすことだ」といわれた。この言葉は日本への帰国後のことについて強い不安をもっていた私にどれほどの勇気を与えたことだったろう。

日本の児童精神科は堀要先生、上出弘之先生、中川四郎先生、牧田清志先生といった方々がいらしたけれど、まだその黎明期にあったというか、日本の精神医学全体の中ではまだ認められていなかった分野であった。

精神病の子どもの入院治療はとても一般的なことではなかった。子どもの精神科入院治療のあり方、チーム医療のあり方、精神科医によるコンサルテーション、看護婦の受持制度などはまだないに等しいような状況であった。

医者のカルテの書き方、看護記録の書き方なども極めて不十分であったと思う。総合病院における精神科の機能、存在価値なども基本的にいって確立されたものではなかった。そこにはなすべき沢山の仕事があった。

私は精神病の発生機序については、かなり特殊というか大胆な発想をもっていて、一般の精神科医には受け入れられてはいないと思う。

精神病の治療は理想をいえばきりがないが、五―六歳までには始めなければならないと思っている。精神病は思春期に発症するというのは迷信のようなものであると思う。三―四歳位でもう、それははっきりしているものと思う。

そして幼ない時ほど治療に反応しやすいのだが、これがもし十歳をすぎてしまってからではもう生涯、本当によくなることはないのではないかと思う。

そんな次第であるので、一体精神医学は自然科学でありうるのかという設問には疑問符がつくと思う。それは医学によりは社会科学により近いものであって、何かを証明しようとするような態度は精神医学にはなじまないと思う。

証明するのではなくて、ある変化をもたらそうと私たちはしているというべきだろう。逆にいえば、何かの変化をもたらすことができないのでは臨床をやっている意味がないということになる。

最後に私はすべてのものには終わりがあるといいたい。「永遠に不滅です」というものはないと思う。これは悲観論というべくして、実は現実的な視点であると私は考えているのである。皆さんはどう考えられますか?

二〇一二年九月

小倉 清

小倉 清（おぐら　きよし）
1932年和歌山県新宮市に生まれる。日本精神分析協会会長。1958年慶應義塾大学医学部卒業。1959～1967年米国、エール大学およびメニンガークリニックへ留学。1967～1995年関東中央病院精神科勤務。1996年クリニックおぐら開設。主な著書に『子どものこころ――その成り立ちをたどる』（慶應義塾大学出版会）、『小倉清著作集』（全4巻、岩崎学術出版社）、『子どものこころを見つめて――臨床の真髄を語る』（共著、遠見書房）ほか。

網谷 由香利（あみや　ゆかり）
佐倉心理療法研究所所長。臨床心理士。

子どもの精神科医五〇年

2012年10月20日　初版第1刷印刷
2012年10月25日　初版第1刷発行

著　者　小倉　清
発行者　森下紀夫
発行所　論 創 社
東京都千代田区神田神保町 2-23　北井ビル
tel. 03（3264）5254　fax. 03（3264）5232　web. http://www.ronso.co.jp/
振替口座　00160-1-155266
装幀／宗利淳一＋田中奈緒子
印刷・製本／中央精版印刷　組版／フレックスアート
ISBN978-4-8460-1181-9　